TECHNIQUE ET INDICATIONS

DES

OPÉRATIONS SUR L'INTESTIN

L'ESTOMAC ET LES VOIES BILIAIRES

744-91. — CORBEIL. Imprimerie CRÉTÉ.

TECHNIQUE ET INDICATIONS

DES

OPÉRATIONS SUR L'INTESTIN

L'ESTOMAC ET LES VOIES BILIAIRES

PAR

Le Docteur CHAPUT

CHIRURGIEN DES HOPITAUX

AVEC 72 FIGURES DANS LE TEXTE

PARIS

ASSELIN ET HOUZEAU

LIBRAIRES DE LA FACULTÉ DE MÉDECINE

Et de la Société centrale de Médecine vétérinaire.

PLACE DE L'ÉCOLE-DE-MÉDECINE

1892

PRINCIPALES PUBLICATIONS DE L'AUTEUR

Étude anatomique sur les prolapsus génitaux par Duplay et Chaput (*Arch. de méd.*, 1889).

Nouvelle méthode de traitement des fibromes utérins à évolution abdominale (Pli cacheté, 15 septembre 1891, *Acad. de médecine*).

De la suture des nerfs (*Arch. gén. de méd.*, 1884).

Des fractures anciennes de la rotule (Thèse de Paris, novembre 1885).

Mécanisme des fractures de la rotule. Étude expérimentale et clinique (*Soc. anat.*, 1888).

Anatomie pathologique des fractures de la rotule (*Société anat.*, 1885).

Traitement des fractures de la rotule. Description de plusieurs procédés personnels (*Clin. in Sem. méd.*, 1891).

Nouveau procédé d'amputation intra-calcanéenne horizontale pour un mal perforant récidivé (*Soc. de chir.*, 1889, p. 609).

Nouvelles méthodes de traitement des anus contre nature et fistules stercorales. Procédés personnels (*Arch. génér. de méd.*, février 1890).

Traitement des anus contre nature. Critique des procédés anciens, étude des procédés de M. Chaput, par M. Philippe (Thèse de Paris, 1890).

Étude histologique, expérimentale et clinique sur la section de l'éperon par l'entérotome (*Archives génér. de médecine*, août 1890).

Étude sur les villosités. Thèse de Benoit, 1891 (Inspirée par M. Chaput).

De l'entéro-anastomose technique, indications, résultats (*Arch. gén. de méd.*, 1891).

Étude expérimentale sur le traitement des plaies de l'intestin chez le chien (*Communic. à la Soc. de chir.*, 1891). Rapport par M. Gérard-Marchant (*Arch. de méd.*, 1892).

Articles *Anus contre nature* et *Fistules stercorales*, in *Traité de chir.*, de Duplay et Reclus, 1892.

De la réunion sans drainage (*Clin. in Sem. méd.*, 1889, n° 21).

Remarques sur le matériel antiseptique des ambulances et hôpitaux de campagne (*Bull. méd.*, 21 mai 1890).

Les réformes urgentes en chirurgie à Paris (*Revue de clinique et de thérapeutique*, 1890).

INTRODUCTION

La technique des opérations intestinales est en général insuffisamment connue des chirurgiens, et peu ou mal décrite dans les livres de pathologie ou de médecine opératoire. Avec de pareils renseignements, il est très difficile d'exécuter correctement les résections et les sutures intestinales, c'est pourquoi la mortalité est encore aujourd'hui si élevée malgré l'antisepsie. Cependant ici comme pour toutes les autres opérations avec une antisepsie et une technique correctes, on doit avoir des succès presque constants.

Ayant fait un grand nombre d'opérations intestinales tant sur l'homme que sur le chien, j'ai pensé qu'il y aurait quelque utilité à vulgariser les détails importants de technique qui jouent un rôle si considérable, — et que j'ai mis si longtemps à apprendre par expérience.

On ne trouvera pas ici la description de toutes

les opérations sur le tube digestif et ses annexes, mais seulement celles qui comportent des sutures. J'ai laissé résolument de côté les procédés qui me paraissent mauvais, tels par exemple les procédés de suture intestinale par invagination (Senn, Jobert, etc.), qui rétrécissent trop l'intestin.

Ce petit livre n'a pas de prétentions; il ne contient pas de longues considérations, ni d'historique, ni de bibliographie, mais seulement des descriptions courtes et des dessins nombreux et très clairs, dus à l'habile crayon de mon ami le docteur Benoît dont le rôle a été celui d'un véritable collaborateur. Je tiens à l'en remercier cordialement.

TECHNIQUE ET INDICATIONS

DES

OPÉRATIONS SUR L'INTESTIN

L'ESTOMAC ET LES VOIES BILIAIRES

I. — GÉNÉRALITÉS SUR LES SUTURES INTESTINALES

Des instruments.

A. INSTRUMENTS INDISPENSABLES. PINCES A DISSÉQUER, AIGUILLES, FIL.

Il est indispensable, pour pratiquer des sutures intestinales, d'avoir à sa disposition des pinces à disséquer, des aiguilles et du fil.

Pinces à disséquer.

Les pinces ordinaires à mors plats ne conviennent pas, elles glissent ou contusionnent les tissus. On préférera des pinces à griffe délicates mais résistantes et ne chevauchant pas.

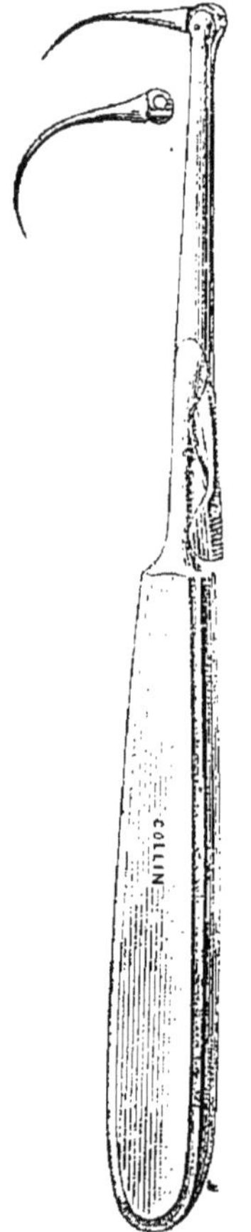

Fig. 1. — Aiguille de Reverdin coudée à gauche, modifiée par l'auteur.

Aiguilles.

Les aiguilles trop grosses sont à rejeter complètement; telle est l'*aiguille de Lamblin*, qui déchire les tissus avec son taquet; telles encore les *aiguilles tubulées*, les *chasse-fils*, qui font des trous trop gros.

L'*aiguille de Reverdin*, modèle ordinaire, droite ou courbe, est peu aisée à manier et d'un diamètre trop considérable pour être employée dans toutes les opérations[1]. En cas d'urgence elle peut cependant rendre de grands services. L'aiguille de Reverdin-Collin, coudée à gauche, est d'une forme plus commode; sa direction permet d'exécuter les sutures

1. Cette aiguille serait mauvaise pour l'établissement d'un anus contre nature dans un cas d'occlusion, à cause de l'amincissement considérable de l'intestin. De même chez le nouveau-né, dont l'intestin est également très mince.

séro-séreuses avec plus de sécurité, sans perforer la muqueuse, mais le modèle courant est trop volumineux. Sur mes indications, Collin en a réduit toutes les proportions. Ainsi modifiée, elle est parfaite; son maniement est très facile, le trou produit est petit, et surtout elle économise un temps considérable. Quelle que soit la minceur de l'intestin elle permet d'éviter que les sutures ne soient perforantes (fig. 1).

Pendant longtemps on s'est servi exclusivement, pour les sutures intestinales, de *petites aiguilles courbes et plates de face* : ce sont encore d'excellents instruments, le seul reproche à leur faire c'est le temps qu'elles font perdre. Il est très difficile de les enfiler avec des fils mouillés. Je ne les emploie que quand je n'ai rien d'autre sous la main.

Les *aiguilles courbes et rondes* sont préférables aux précédentes, le trou qu'elles font étant encore plus petit.

Les *aiguilles plates de champ* (*Hagedorn*), montées sur le porte-aiguille de Pozzi, sont très commodes pour porter des sutures au fond d'une cavité étroite et profonde. Mais cette condition se rencontre bien rarement pour les sutures intestinales; à longueur égale elles font des trous plus gros que les aiguilles plates ou rondes, elles n'ont donc pas d'avantage sérieux sur celles-ci. En cas de nécessité ce seraient encore d'excellents instruments.

Les *aiguilles droites et rondes, dites de couturière*, sont moins commodes que les précédentes pour l'exécution des sutures séro-séreuses, pour lesquelles il ne faut pas piquer trop profondément.

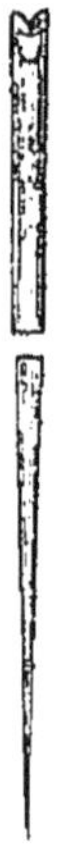

Le meilleur modèle de petites aiguilles, c'est, à mon avis, les aiguilles dites à *trou-calice*, ou à chas fendu qu'on enfile rapidement et facilement. On en trouve de droites dans les magasins de nouveautés, de courbes chez les marchands d'instruments de chirurgie. Je conseille d'en avoir toujours une demi-douzaine dans son porte-monnaie (fig. 2).

Fig. 2. — Aiguille à trou calice ou à chas fendu.

En cas d'urgence on peut se servir de tout ce qu'on a sous la main, mais quand on a le choix on doit employer le meilleur instrument qui est, comme je l'ai dit, l'aiguille de Reverdin, coudée à gauche, petit modèle, représenté dans la figure 1.

Fils.

Les fils raides (fils d'argent, crin de Florence, crin de cheval) ne conviennent pas pour les sutures intestinales. S'ils occupent la couche profonde d'une suture à étage, leur saillie rigide empêche le contact et la soudure des séreuses. S'ils sont superficiels ils empêchent le contact bienfaisant de l'épiploon. J'ajouterai que les crins de cheval sont cassants, et qu'ils se dénouent très facilement malgré le double nœud.

Le catgut fin *zéro* ou *double zéro* est très bon, mais je préfère la soie fine *zéro*, dont on peut avoir de grandes quantités dans un seul flacon (à l'inverse du catgut).

B. INSTRUMENTS UTILES. — FIXATEURS, HÉMOSTATIQUES, COPROSTATIQUES.

En dehors des aiguilles et du fil dont on ne saurait se passer, il est bon d'avoir des instruments destinés les uns à fixer l'intestin, les autres à faire l'hémostase et la coprostase.

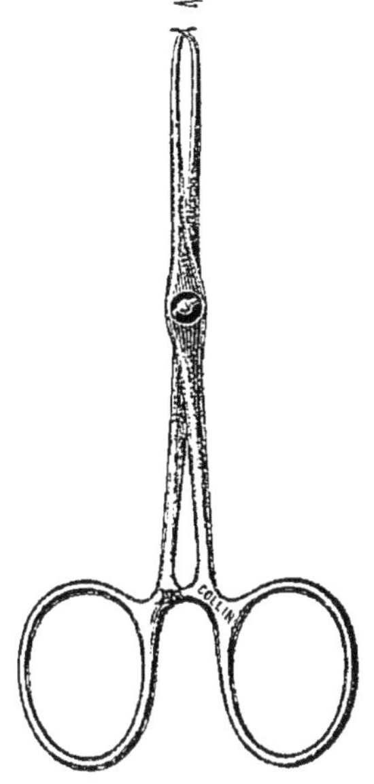

Fig. 3. — Pince érigne.

On peut **fixer l'intestin** soit avec une anse de fil passée dans la tunique musculaire et qu'on confie à un aide, ou avec de petites pinces érignes, munies d'anneaux et d'une crémaillère (fig. 3).

Pour faire l'**hémostase** des tuniques intestinales on n'emploiera pas les pinces ordinaires qui contusionneraient les tissus et les rendraient inaptes à la réunion; on préférera des pinces en T délicates, à crémaillère, et

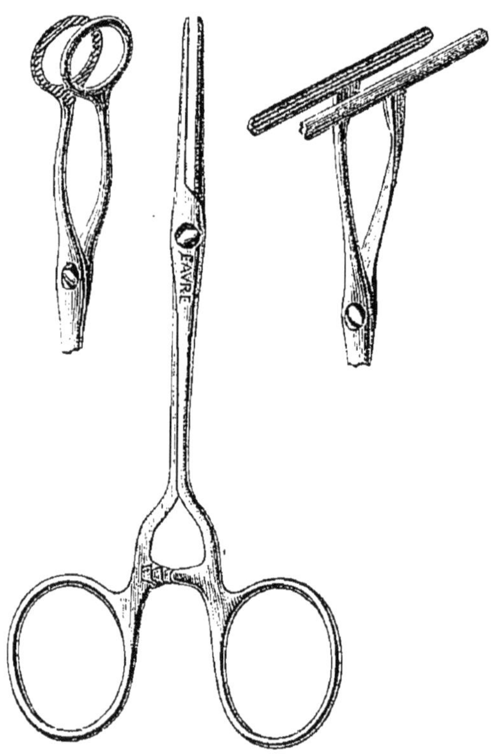

Fig. 4. — Pinces délicates, et à crémaillère en cœur droites, en T pour l'hémostase temporaire des tuniques intestinales.

des pinces en cœur munies aussi de crémaillère que j'ai fait construire sur mes indications (fig. 4).

Moyens coprostatiques.

Pour empêcher les matières intestinales de s'écouler dans le péritoine, pour obtenir en un mot la coprostase, on peut recourir à plusieurs espèces de moyens.

Le plus simple et le meilleur consiste à vider complètement l'intestin par des purgatifs répétés joints à une diète sévère ; dans ce cas on n'a pas à s'occuper de fermer l'intestin. Mais cette condition ne peut pas être toujours réalisée.

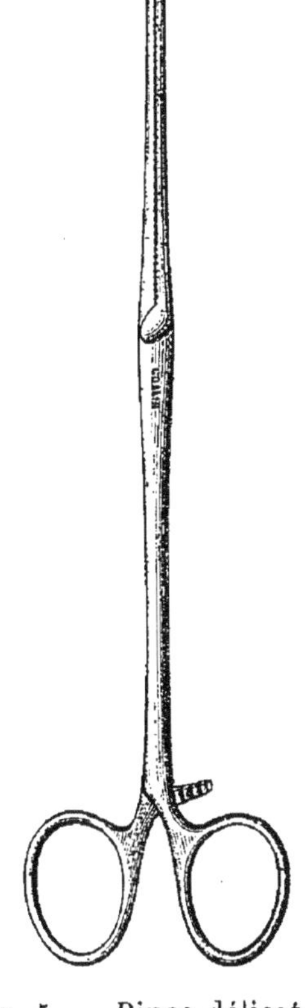

Fig. 5. — Pince délicate à crémaillère pour oblitérer l'intestin.

Lorsque l'intestin contient peu de matières, il suffit de le faire comprimer entre les doigts d'un aide. Mais quand il est surdistendu (occlusion, par exemple) on est obligé d'employer soit une ligature à la soie, soit la pression d'un tube de caoutchouc fixé par une pince hémostatique, ou bien encore des instruments compresseurs. Parmi ces derniers je citerai le compresseur de Rydygier (1), et la pince de Quénu.

1. L'*instrument de Rydygier* se compose de deux lames métalliques entre lesquelles on place l'intestin ; on lie ensuite les

Ce sont là des instruments un peu trop spéciaux et pas toujours commodes. Je préfère, pour ma part, employer de longues pinces à mors flexibles et munies d'une crémaillère (fig 5.) pour éviter l'écrasement des tissus.

Types variés de sutures intestinales.

SUTURE DE JOBERT.

Jobert de Lamballe (*Mémoire sur les plaies du canal*

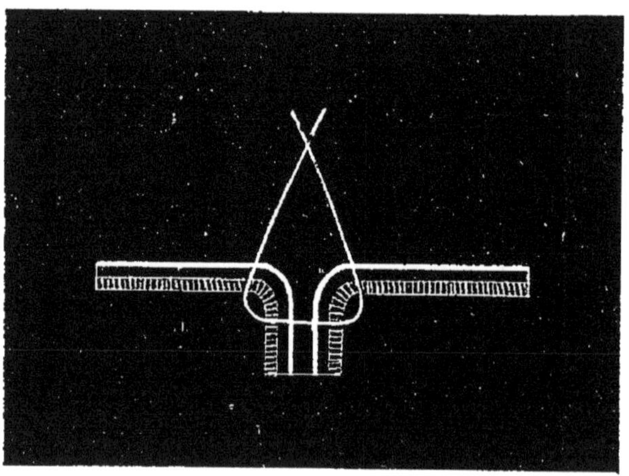

Fig. 6. — Suture perforante de Jobert.

deux extrémités de ces lames, ce qui aplatit l'intestin.

La pince de *Quénu* se compose de deux longs mors au-devant desquels se trouve fortement tendu un tube de caoutchouc (comme une corde sur le violon), la compression de l'intestin est obtenue par la pression du caoutchouc et non par celle des mors.

intestinal, Paris, 1826) a fait faire un pas énorme à la chirurgie de l'intestin en montrant que l'adhérence se faisait plus rapidement et plus sûrement par les surfaces séreuses que par les bords de section. Malheureusement il employait des sutures perforantes traversant toute l'épaisseur de l'intestin, chaque fil se trouvait par conséquent infecté par les bactéries des voies digestives, au grand préjudice de la réunion et au profit de la péritonite septique (fig. 6).

SUTURE DE LEMBERT.

Lembert (*Mémoire sur la réunion aes plaies des intestins*, in *Répertoire d'anat. et de phys. path.*,

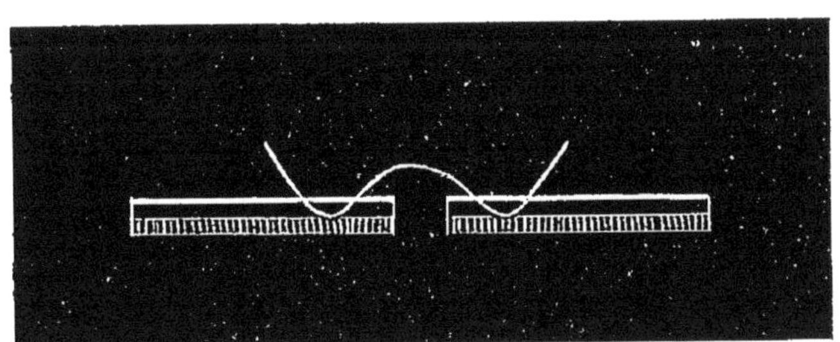

Fig. 7. — Suture de Lembert, passage du fil.

1826), en modifiant la suture de Jobert de façon à respecter la muqueuse, a réalisé un progrès considérable. Il a créé la suture type, dont la plupart des procédés plus récents ne sont que des variantes.

Pour exécuter la suture de Lembert, on pique avec

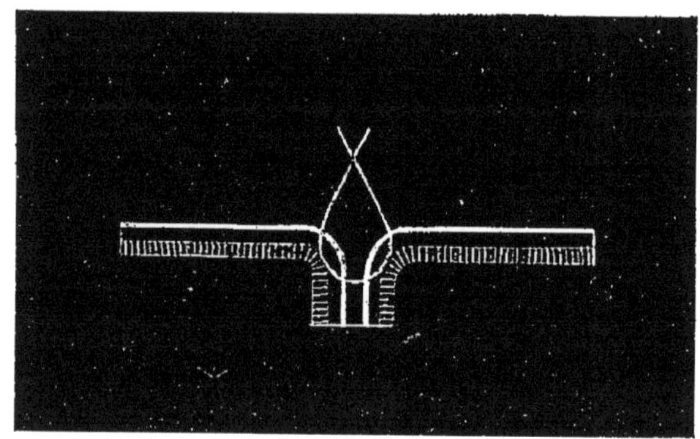

Fig. 8. — Suture de Lembert nouée (coupe).

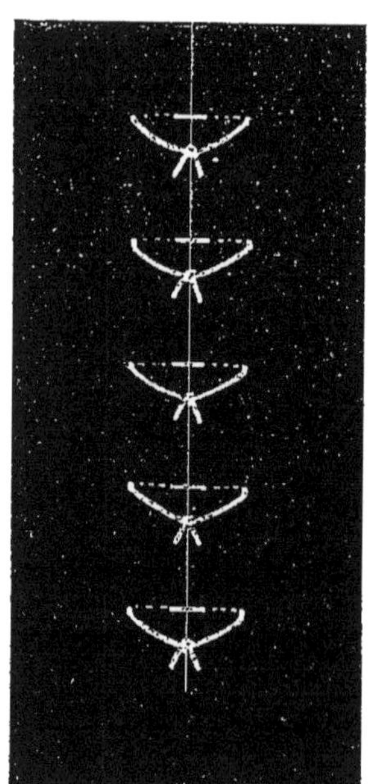

Fig. 9. — Suture de Lembert à points séparés, opération terminée.

l'aiguille la séreuse d'une des lèvres, on chemine quelque temps dans l'épaisseur de la musculeuse et on ressort à 3 ou 4 millimètres plus loin. Avec la même aiguille on fait la même manœuvre sur un point symétrique de l'autre lèvre d'intestin ; on n'a plus ensuite qu'à nouer. Ce qu'il y a de plus important dans la suture de Lembert c'est que les fils ne sont pas perforants, et qu'ils passent à quelques millimètres des bords de la plaie intestinale.

SUTURE DE CZERNY.

On donne le nom de *suture de Czerny* (*Ueber Darm-resection*, in *Berlin. Klin. Woch.*, 1880) à un double plan de sutures de Lembert superposées. La première rangée de sutures traverse la tranche de la muscu-

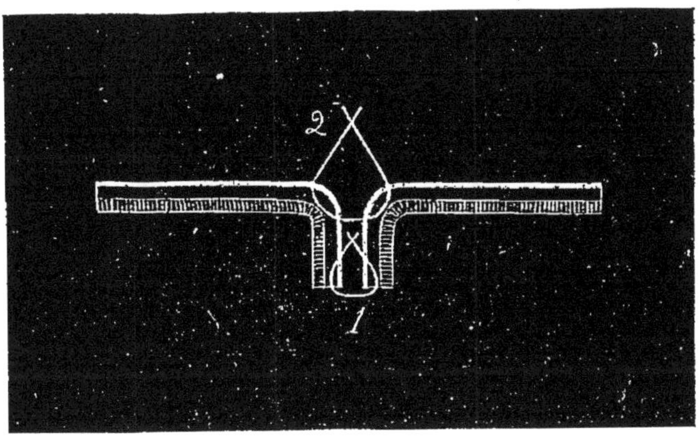

Fig. 10. — Suture de Czerny.

1, premier étage séro-musculeux passant par la tranche de la musculeuse ou de la celluleuse; 2, deuxième étage séro-séreux.

leuse ou de la celluleuse, ce qui exige moins d'étoffe et met les muqueuses presque en contact (fig. 10). Le principe d'adopter un double plan de suture constitue un nouveau progrès d'une grande importance également. En effet avec une seule rangée de Lembert, le contact des tuniques opposées est exclusivement linéaire une fois le fil noué. Au contraire avec deux plans de suture le contact varie de un centimètre à un centimètre et demi ; la soudure est donc mieux assurée par ce procédé.

SUTURE DE GUSSENBAUER.

Gussenbauer a simplifié la suture de Czerny qu'il

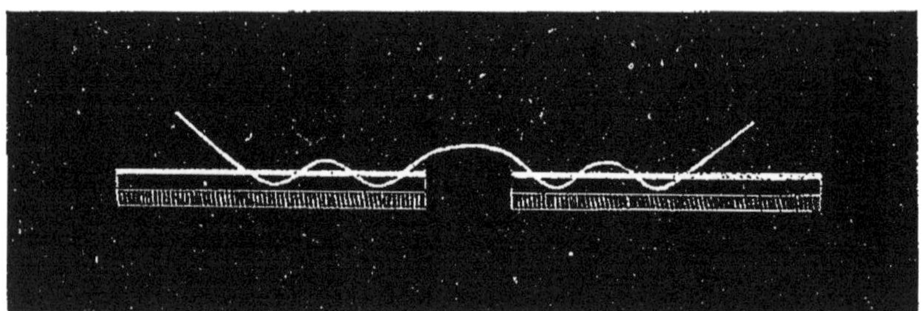

Fig. 11. — Suture de Gussenbauer, passage des fils.

exécute avec un seul fil, comme on le comprendra sur

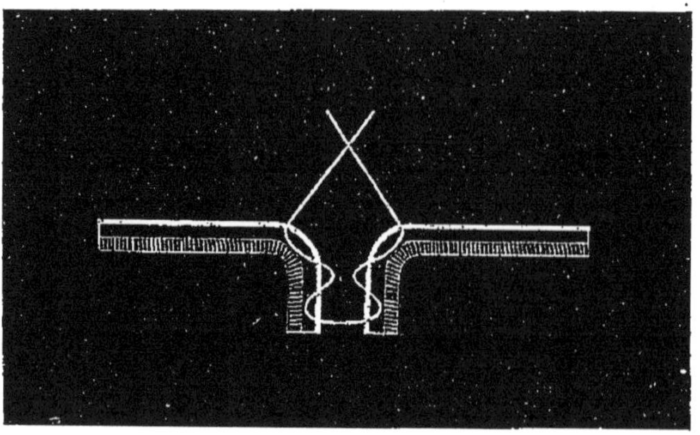

Fig. 12. — Suture de Gussenbauer en 8 de chiffre (coupe).

la figure ci-contre. Ce procédé n'a qu'un avantage,

c'est d'économiser du temps, bien peu cependant. En revanche il a deux inconvénients ; premièrement si l'un des points coupe les tissus, le second trop lâche, se desserre et devient insuffisant; en second lieu, il fronce davantage que la suture de Czerny, et diminue d'autant l'étendue des surfaces destinées à la soudure (fig. 11 et 12).

SUTURES A TROIS ÉTAGES DE LEMBERT-CZERNY-WÖLFLER.

Wölfler a préconisé, toutes les fois que cela est possible, d'ajouter aux deux plans de Czerny, une suture interne de la muqueuse. Ce conseil est excel-

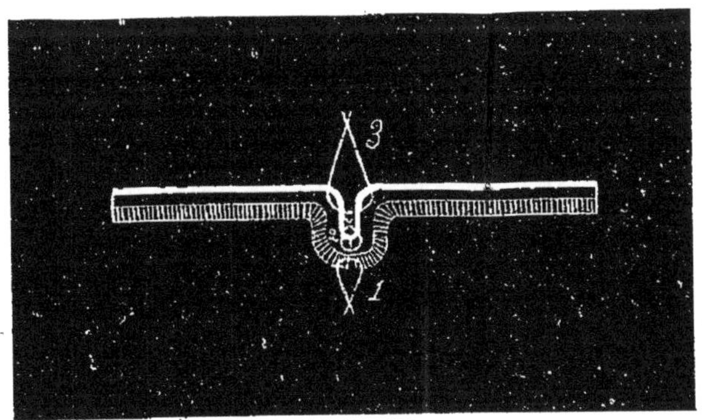

Fig. 13. — Suture à trois étages, Lembert, Czerny, Wölfler.

1, suture muco-muqueuse ; — 2, 3, étage séro-séreux.

lent, cette première suture garantit en effet les autres contre l'infection ; en outre, le fait de garnir de muqueuse un orifice le protège contre le rétrécissement ultérieur. Enfin elle sert à faire l'hémostase de la muqueuse qui saigne toujours abondamment (fig. 13).

MODIFICATION DE L'AUTEUR A LA SUTURE LEMBERT-CZERNY-WÖLFLER. — POINT SÉRO-MUQUEUX.

J'ai modifié la suture de Lembert-Czerny-Wölfler de la façon suivante : la seconde rangée est séro-

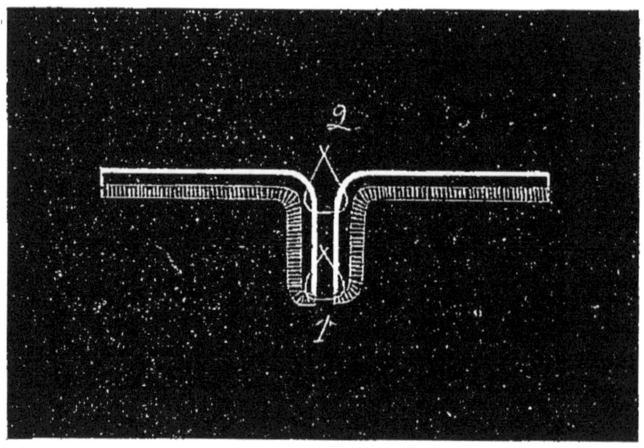

Fig. 14. — Suture à deux étages modifiée.

1, point séro-muqueux de l'auteur ; — 2, point séro-séreux.

séreuse, mais la première, au lieu de traverser, comme l'indique Czerny, la tranche de la musculeuse, perfore la tranche de la muqueuse, c'est donc un point séro-muqueux. On réalise ainsi par une suture à deux étages le même résultat qu'avec les trois étages de Wölfler (fig. 14).

SUTURE EN BOURSE A POINTS SÉPARÉS DE MALGAIGNE.

Cette suture employée aussi par *Périer* est bonne, mais elle fronce et raccourcit considérablement les

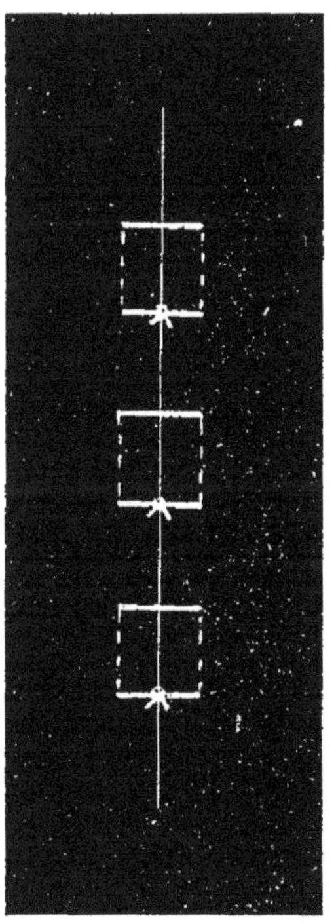

Fig. 15. — Suture en bourse a points séparés de Malgaigne-Périer.

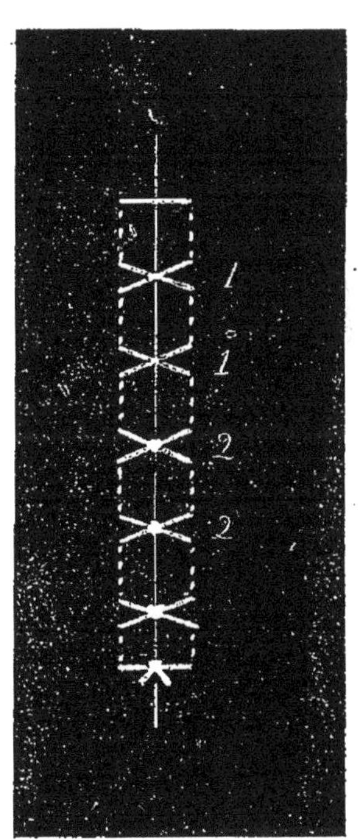

Fig. 16. — Suture de Gély.

1, 1, fil entre-croisé simplement; — 2, 2, fil noué.

lignes de suture, ce qui, dans certains cas, rétrécit l'intestin (fig. 15).

SUTURE DE GÉLY.

Cette suture ressemble beaucoup à la précédente ; après avoir noué le fil on en conserve les deux chefs pour continuer de nouveaux points. Dans certains cas même, Gély se contentait de croiser les chefs après chaque point de suture, sans les nouer. Cette suture coapte bien, mais raccourcit et fronce trop l'intestin (fig. 16).

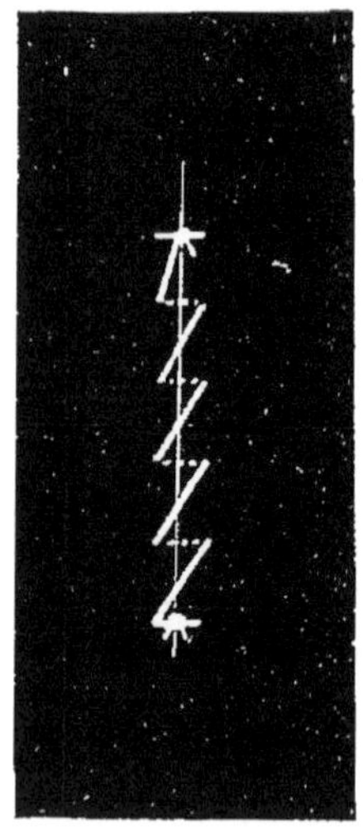

Fig. 17. — Suture continue.

SUTURE CONTINUE, DITE EN SURJET, OU DU PELLETIER.

Elle se fait avec un seul fil ; pour arrêter ce fil on s'arrange de façon à avoir d'un côté un chef double et de l'autre un chef simple, comme il est indiqué ci-contre, on fait alors un nœud avec les deux chefs (fig. 17 et 18).

Cette suture, comme toutes les sutures à un seul fil, comme toutes les sutures parallèles à la plaie intestinale fronce et raccourcit trop les lèvres de l'incision. Les sutures perpendiculaires à la plaie intestinale n'ont pas le même inconvénient.

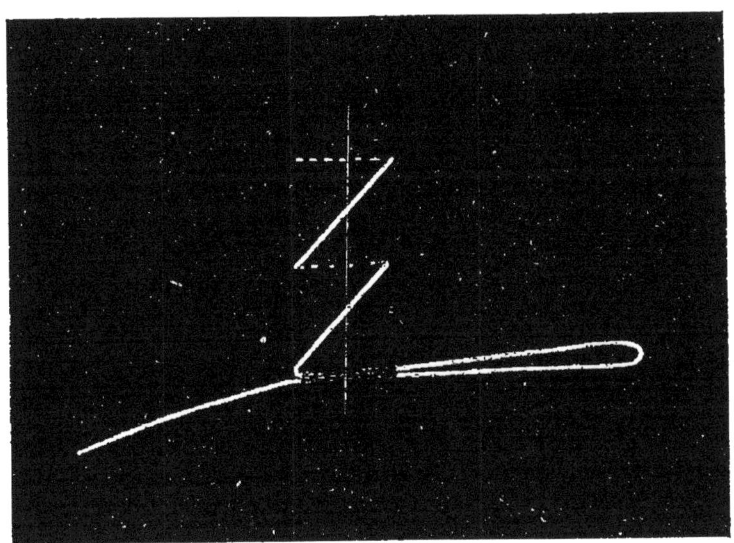

Fig. 18. — Suture continue. Moyen d'arrêter le fil, on noue ensemble le chef double (situé à droite) et le chef simple (situé à gauche).

SUTURE PAR ABRASION (Chaput).

J'ai décrit[1] un procédé spécial dit *suture par abrasion*, qui consiste à exciser la muqueuse sur une hauteur d'un centimètre et à suturer ensuite face interne contre face interne les musculeuses ainsi avivées; on suture également les bords de la muqueuse. Perfectionnant ensuite cette suture, j'ai conservé la muqueuse disséquée et, l'invaginant dans

1. *Description de plusieurs nouveaux procédés d'entéroraphie* (Chaput), Congrès de chirurgie, octobre 1889.

l'intestin, je l'ai fixée à elle-même par des sutures non perforantes (fig. 19 et 20).

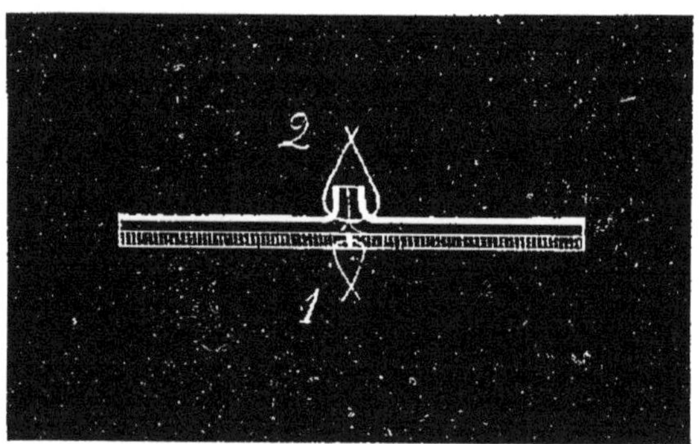

Fig. 19. — Suture par abrasion première manière.

1, Suture muco-muqueuse; 2, suture par abrasion.

Ce procédé, applicable à la suture circulaire, est

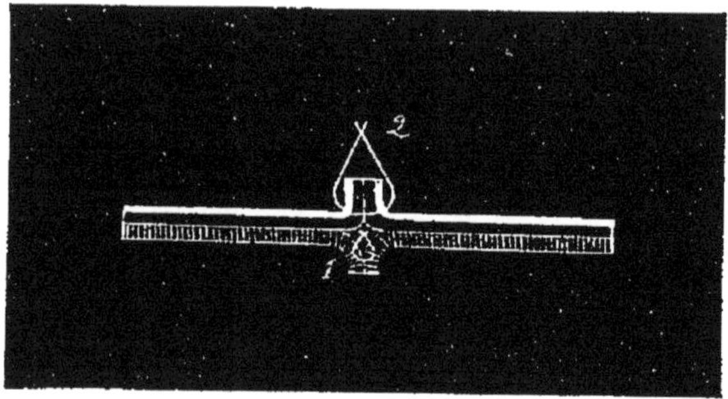

Fig. 20. — Suture par abrasion deuxième manière.

1, suture muco-muqueuse par inflexion; 2, suture par abrasion.

surtout indiqué pour les réparations d'anus contre nature où il m'a donné de beaux succès.

SUTURE A DEUX FILS (Chaput).

J'ai souvent employé chez le chien un procédé de

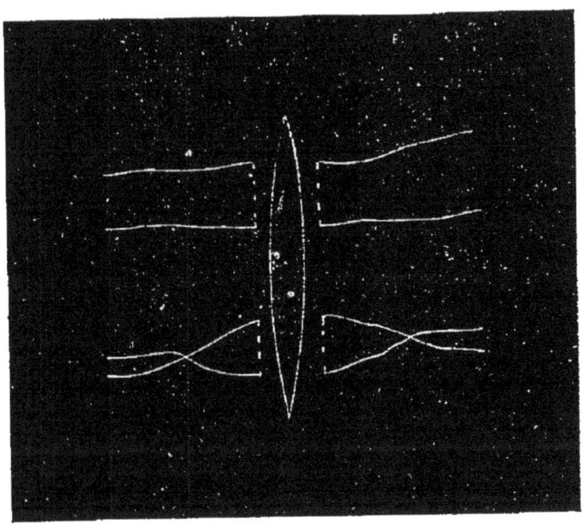

Fig. 21. — Suture à deux fils préparée.

suture à deux fils qui m'a rendu des services quand l'adossement était difficile à réaliser. On place sur chaque lèvre intestinale un point de suture parallèle à ces lèvres ; on égalise les deux chefs de chaque fil, et on noue ensemble les deux chefs doubles en question (fig. 21 et 22).

Il ne faut rejeter systématiquement aucun procédé excepté les sutures perforantes ; toutes les sutures peuvent à l'occasion rendre d'excellents services.

Quoi qu'il en soit, je tiens à dire que le meilleur point de suture est encore celui de Lembert, et que

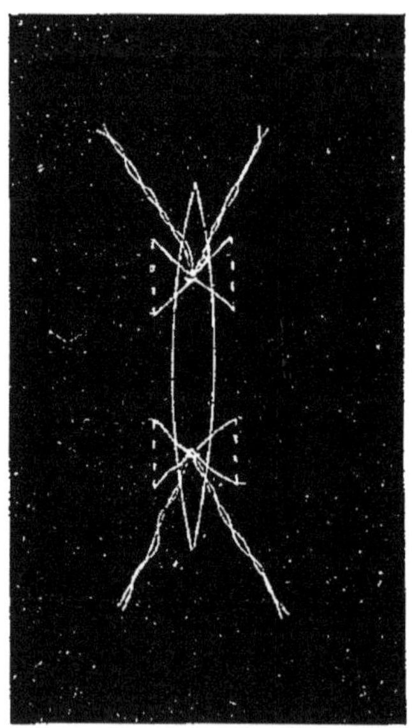

Fig. 22. — Suture à deux fils terminée.

le principe des sutures à plusieurs étages doit absolument être adopté sous peine d'accidents graves.

Physiologie des sutures intestinales.

Le succès des opérations sur l'intestin est intimement lié à la technique opératoire et au régime des malades.

Il faut, d'une part, éviter l'infection du péritoine par les matières intestinales; d'autre part, exécuter des opérations correctes, et, enfin, s'occuper tout particulièrement des purgatifs, des lavements et de l'alimentation.

Pour éviter l'infection par les matières, il faut, toutes les fois que la chose est possible vider, au préalable l'intestin, en employant les précautions signalées plus loin, sous la rubrique « régime des opérés ». Si on opère la main forcée, on emploiera les divers moyens coprostatiques signalés plus haut.

Les conditions relatives à la correction de l'acte opératoire sont plus complexes.

Correction des sutures.

Les sutures ne doivent jamais être perforantes, du moins les séro-séreuses qui servent à la fixation et la réunion; les muco-muqueuses, qui sont des sutures de protection et de luxe (en ce sens qu'elles n'évitent que le rétrécissement ultérieur), sont perforantes habituellement, pour la bonne raison qu'il est souvent impossible de les faire autrement, mais jamais les sutures unissantes ne doivent être perforantes.

Les sutures doivent être étagées sur deux plans séro-séreux au moins, sur trois plans (deux séro-séreux, un muco-muqueux), d'après certains auteurs. Il est de la plus haute importance, en effet, de mettre au contact des surfaces étendues, si l'on veut avoir une réunion solide et une barrière sérieuse contre les microbes. Une seule rangée de sutures ne donne qu'un contact linéaire avec des brèches dans l'intervalle des points de suture; la réunion ne peut tenir dans ces conditions, et la péritonite est à peu près fatale.

Il est donc indispensable, pour obtenir une suture suffisante, d'adosser les surfaces sur une étendue de un centimètre à un centimètre et demi.

Éviter le rétrécissement.

Il faut toutefois prendre garde au rétrécissement valvulaire créé par ces adossements, en particulier, dans la suture circulaire, où le rétrécissement est souvent très serré; le rétrécissement provoque la distension de l'intestin par les gaz et la rupture fatale des points de suture tiraillés.

Éviter le ballonnement, les efforts.

Un mauvais régime alimentaire peut aussi produire un ballonnement et la rupture des sutures.

Les efforts sont redoutables en ce sens qu'ils chassent dans l'intestin des quantités anormales de gaz et de matières, qui distendent l'organe et font couper les sutures. On doit donc s'efforcer de supprimer les vomissements, la toux, les efforts de défécation et prescrire l'immobilité la plus absolue.

Opium.

L'opium qui immobilise l'intestin favorise indirectement la réunion ; on en donnera pendant les premiers jours.

Cautérisation des surfaces séreuses.

Pour faciliter l'adhésion des sutures intestinales, il est bon de badigeonner les surfaces à réunir avec un liquide antiseptique et caustique ; la solution phéniquée à 5 p. 100 remplit très bien ces conditions.

Greffes épiploïques.

Senn a conseillé de revêtir les lignes de suture de greffes épiploïques. Dans mes nombreuses expériences sur les chiens, j'ai constaté que cette barrière n'empêchait nullement la péritonite quand des fautes opératoires avait été commises.

On peut dire, en modifiant le mot célèbre de Ricord, que la greffe épiploïque n'est qu'une toile d'araignée contre le danger.

J'ajouterai que la greffe épiploïque est inutile; dans toutes mes autopsies d'animaux guéris, j'ai constamment trouvé que l'épiploon adhérait à l'anse opérée. Or, cette adhérence spontanée se fait dans de meilleures conditions que nous ne la faisons chirurgicalement, car elle se produit sans tiraillement aucun avec la partie d'épiploon qui se trouve naturellement en face de l'anse opérée; au contraire, la soudure artificielle détermine la formation d'une bride anormalement tendue, qui est une cause d'occlusion, souvent immédiate, parfois tardive.

Greffe de gaze iodoformée.

La greffe de gaze iodoformée, que j'ai préconisée[1], n'a pas les mêmes inconvénients, mais je ne la crois pas indispensable; cependant, sur les chiens, dans plusieurs cas, elle a servi à limiter la suppuration partie d'une suture insuffisante, et à protéger par conséquent la grande séreuse péritonéale.

Greffe intestinale.

J'ai souvent employé comme greffe, la surface d'une anse voisine quand j'avais à oblitérer de vastes solutions de continuité. Ce procédé m'a toujours donné d'exellents résultats. Je lui donne le nom de greffe intestinale.

Suture hermétique ou fistule de sûreté.

Il est intéressant de savoir s'il faut faire des sutures hermétiques ou si l'on doit ménager une petite fistule servant de soupape de sûreté.

1. *Un nouveau procédé de greffe intestinale* (Chaput). Congrès de chirurgie, 1891.

A mon avis, toutes les fois qu'on opère sur un intestin qui n'est pas surdistendu par suite d'une occlusion, il vaut mieux faire la suture hermétique.

S'il y a occlusion, il faut se garder de faire des opérations complexes ; on établira une fistule large sous la forme d'un anus contre nature. (Je développerai davantage ce thème à l'article Occlusion.)

Faut-il fixer l'intestin à la paroi?

Une fois la suture hermétique terminée convient-il de fixer l'intestin à la paroi pour éviter la fusée possible des matières dans le péritoine? Cette pratique me paraît devoir être rejetée pour les sutures étendues comme la circulaire, car, d'une part, si un point est insuffisant, rien ne prouve que ce sera précisément un de ceux collés à la paroi, et, d'autre part, il est toujours mauvais de créer de parti pris des brides qui peuvent occasionner de l'occlusion intestinale.

La fixation de l'intestin à la paroi n'a donc de valeur et de raison d'être que pour les sutures latérales exclusivement.

Régime des opérés.

Quand on a le choix du moment de l'opération, il est indispensable de faire subir au malade un traitement préopératoire.

Huit ou dix jours avant l'opération on lui fera prendre des cachets de naphtol, magnésie et salicylate de bismuth. On videra l'intestin en administrant un purgatif deux jours de suite (l'avant-veille et la veille de l'opération). Le jour de l'opération on donnera un lavement.

Dans les deux jours qui précéderont, on ne permettra que des aliments liquides (bouillon ou lait).

Le régime en question suffit presque toujours à empêcher les vomissements chloroformiques; dans quelques cas cependant ils surviennent quand même, c'est pourquoi je conseille de faire autant que possible les opérations intestinales à la cocaïne.

Après l'opération, le malade restera sans boire, ni manger, jusqu'au lendemain; on calmera sa soif par des quarts de lavements d'eau bouillie.

Il prendra 10 à 20 centigrammes d'extrait d'opium[1] en pilules, qui seront continuées pendant trois jours seulement (au delà de ce terme, il surviendrait du ballonnement).

Le lendemain de l'opération, le malade est autorisé à boire par petites gorgées (lait, bouillon ou grog), dans la proportion suivante : un verre de huit heures du matin à midi, un second, de midi à quatre heures, un troisième, de quatre heures à huit heures du soir.

1. L'opium est destiné à immobiliser l'intestin ce qui favorise la réunion.

On ne donnera rien la nuit. Si le malade a soif, s'il est déprimé, on administrera soit des lavements d'eau bouillie, soit des lavements alimentaires, ainsi composés :

Lait.....................	āā 100	grammes.
Bouillon.................		
Rhum ou Champagne.....	30	—
Peptone..................	5	—

On fera précéder les lavements alimentaires de lavements à la glycérine qu'on évacuera au besoin en introduisant dans le rectum une grande canule en gomme.

Le surlendemain de l'opération on maintiendra le régime de la veille; on pourra ajouter deux grammes de peptone dans chaque verre de bouillon.

A partir du quatrième jour[1] on doublera la dose de liquide, et on s'y tiendra jusqu'au huitième jour.

Du huitième au quinzième jour, le malade boira à peu près à volonté. Les aliments solides seront commencés le quinzième jour.

Si le ventre se ballonne avant le huitième jour, on donnera 60 centigrammes de calomel et un lavement évacuant; si cet accident n'a pas lieu on attendra le huitième jour pour administrer un lavement quotidien;

1. On augmente la dose d'aliments à partir du quatrième jour parce que la réunion est déjà assurée et que d'autre part il faut éviter de trop affaiblir le malade.

on recommandera au malade de ne pas faire le moindre effort pour évacuer ses lavements, il ne devra les rendre qu'en se retenant, malgré lui pour ainsi dire, ou mieux à l'aide de la canule rectale.

II. — OPÉRATIONS SUR L'INTESTIN

1° RÉSECTION DE L'INTESTIN

La résection de l'intestin est formellement indiquée pour les tumeurs malignes de l'intestin facilement enlevables, dans les cas de gangrène par étranglement herniaire, ou par occlusion ; ou bien quand on constate, au cours de l'ablation d'une tumeur, qu'elle a des connexions telles avec l'intestin qu'on est obligé de sacrifier celui-ci.

On l'a préconisée dans l'anus contre nature, dans le rétrécissement de l'intestin, mais ces indications sont discutables, comme nous le verrons plus loin.

TECHNIQUE

1er temps. — Section entre les deux ligatures.

Au-dessus et au-dessous de l'anse à supprimer, on place deux ligatures assez rapprochées entre lesquelles on coupe l'intestin jusqu'au mésentère. On désinfecte aussitôt chaque moignon à l'eau phéniquée forte.

2.

2e temps. — Placement des pinces.

On fait refluer des matières par pression des doigts jusqu'à une distance de 15 centimètres sur les deux bouts et on place en ce point les pinces à crémaillère afin d'utiliser les deux bouts pour la suture. On enlève les ligatures et on désinfecte la cavité des deux bouts avec de petites éponges montées sur pinces, imbibées d'eau phéniquée forte.

3° Section du mésentère.

Quand on n'a pas l'intention de faire suivre la résection d'une suture circulaire, on n'a plus qu'à sectionner le mésentère au ras de l'anse et à pincer les vaisseaux au fur et à mesure.

Mais si l'on doit faire cette suture circulaire, on incisera un triangle de mésentère ayant pour base l'anse malade et dont la hauteur varie avec la longueur de cette anse, afin de n'être pas gêné dans l'exécution des sutures par la saillie du moignon mésentérique. On fera cette incision à petits coups de ciseau, pinçant les vaisseaux au fur et à mesure en attendant qu'on les lie.

2° ENTÉRORRAPHIE CIRCULAIRE CLASSIQUE

Czerny, Billroth, Julliard, qui ont une expérience considérable de la chirurgie de l'intestin emploient

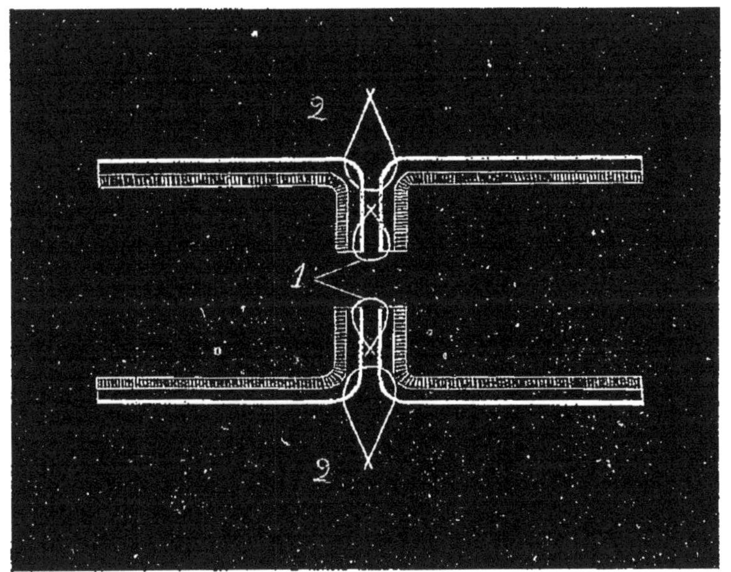

Fig. 23. — Suture de Czerny (remarquer le rétrécissement produit).

1, premier étage séro-musculeux ; — 2, deuxième étage séro-séreux.

la suture à deux étages, et négligent la suture muco-muqueuse.

1er temps. Premier étage de suture.

On utilise la suture séro-musculeuse de Czerny dans laquelle l'aiguille traverse la séreuse et sort par la tranche de la musculeuse (fig. 23).

On place d'abord un premier point dans la région du mésentère, et le second à l'opposite, un niveau du bord convexe, afin de n'avoir pas trop d'étoffe sur l'un des bouts à la fin de la suture. Dans l'intervalle de ces deux points extrêmes, on échelonne de 3 en 3 ou de 5 en 5 millimètres un nombre suffisant de points de Czerny.

2e temps. Deuxième étage de sutures.

Par-dessus cette première rangée on applique un second étage de points de Lembert espacés de 5 millimètres environ.

Dans la région de l'insertion mésentérique, les sutures sont particulièrement difficiles; l'intestin s'infléchit difficilement, souvent on pique des vaisseaux qui saignent beaucoup et qu'on est obligé de lier, ce qui compromet la vitalité de l'intestin.

Pour remédier au premier inconvénient (inflexion difficile), on a une tendance naturelle mais déplorable à détacher l'intestin du mésentère, sans penser qu'on prépare ainsi le sphacèle de l'intestin et l'insuffisance des points de suture.

On peut, il est vrai, à l'exemple de Madelung, sectionner le mésentère comme il est indiqué dans le dessin ci-contre, de façon à garder les vaisseaux qui rampent au contact de l'intestin, mais cette pratique

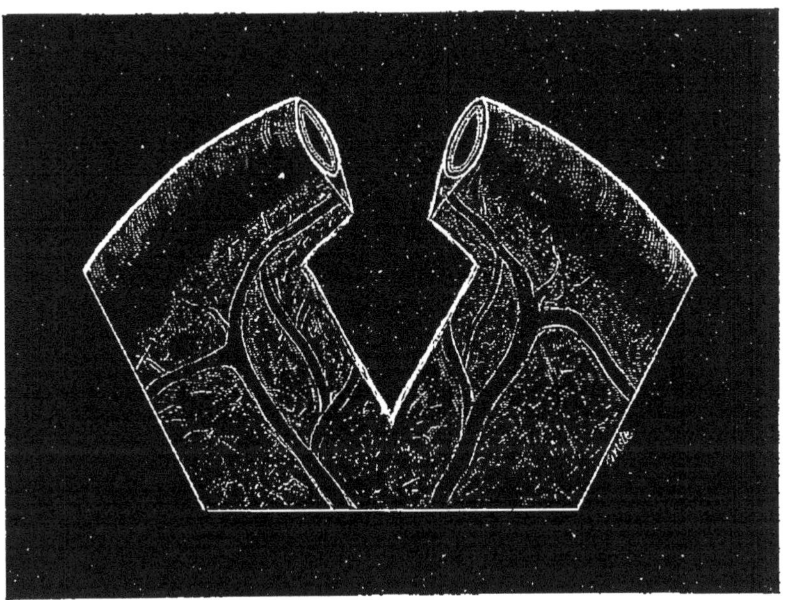

Fig. 24. — Résection du mésentère, d'après Madelung.

compromet aussi la nutrition des tuniques intestinales (fig. 24.)

En somme la région mésentérique oppose à l'exécution correcte de la suture circulaire des difficultés considérables.

Ce procédé présente encore plusieurs autres inconvénients sérieux : L'absence de suture muco-muqueuse (qu'on supprime sans doute pour diminuer la durée de l'opération et pour ne pas augmenter encore le rétrécissement valvulaire), expose le plan profond séro-séreux à l'infection, et amène ultérieurement le rétrécissement de l'intestin.

Disons encore que cette opération produit un rétrécissement immédiat considérable qui occasionne

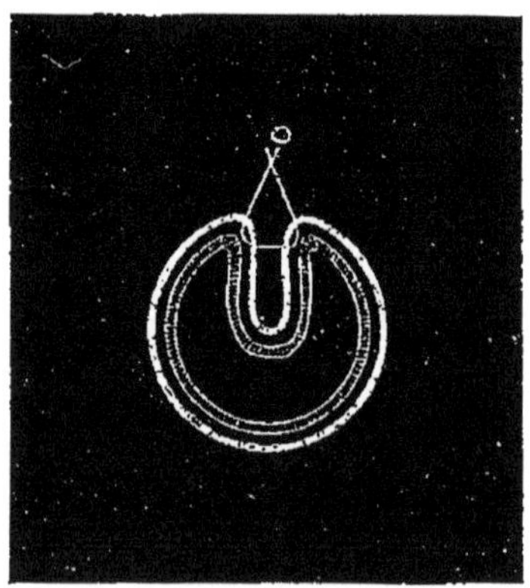

Fig. 25. — Pli destiné à rétrécir le bout supérieur trop large (Billroth).

souvent la mort des malades par une occlusion véritable. En effet le diamètre d'une anse intestinale est de 3 à 4 centimètres en moyenne. Si on le réduit à chaque extrémité en produisant un adossement de 1 centimètre, on voit qu'il reste à peine 2 centimètres de libres, encore cet espace est-il souvent oblitéré par la turgescence de la muqueuse congestionnée.

Enfin la suture circulaire est très difficile à exécuter quand les deux bouts sont de calibre inégal. On a imaginé pour obvier à cet inconvénient, plusieurs procédés qui sont tous également mauvais.

a. Billroth conseille de faire un pli sur le bout dilaté et de le fixer par des sutures (fig. 25).

b. Madelung résèque un triangle sur le bout le plus large et suture ensuite la perte de substance (fig. 26).

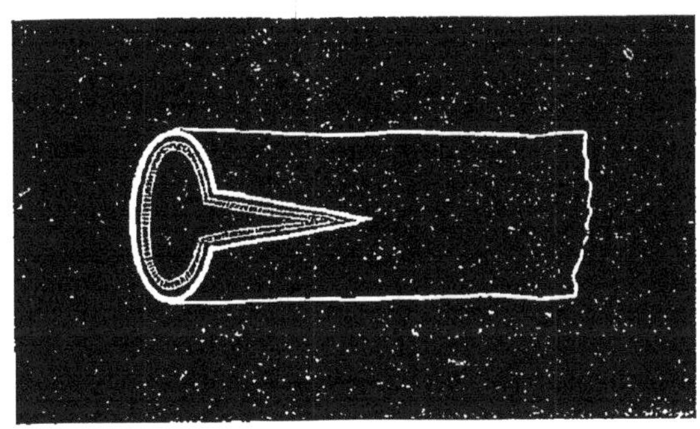

Fig. 26. — Résection triangulaire du bout supérieur trop large (Madelung).

c. Billroth dans certains cas commence la suture comme si les deux bouts étaient d'égal calibre puis il ferme par des sutures la portion non utilisée (fig. 27).

d. On dilate le bout inférieur avec le doigt ou une pince (Billroth-Dittel-Bouilly).

e. Madelung fait sur le petit bout une section oblique par rapport au grand axe, ce qui donne une circonférence plus grande qu'une section perpendiculaire (fig. 28).

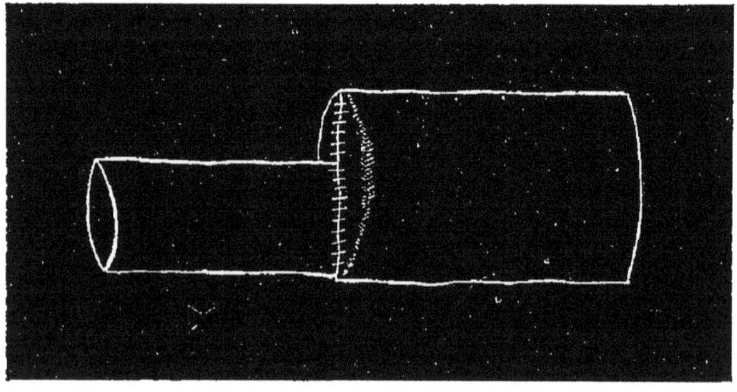

Fig. 27. — On ferme par des sutures la portion non utilisée du bout supérieur (Billroth).

Tous ces procédés sont défectueux, il suffit de les exécuter sur le cadavre ou sur l'animal pour se convaincre combien les sutures ainsi établies sont défec-

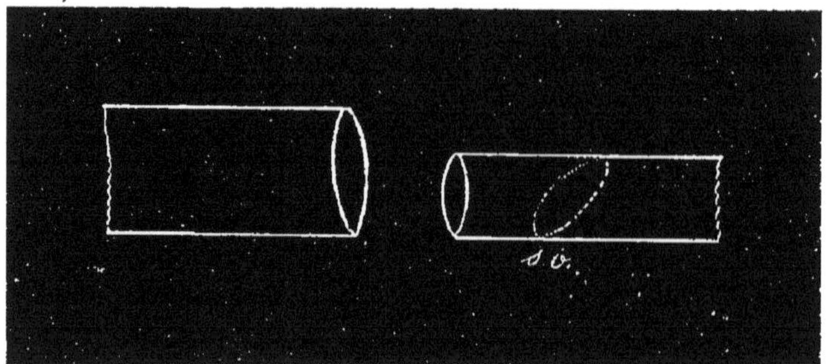

Fig. 28. — Section oblique du bout inférieur (Madelung) afin de lui donner une circonférence plus grande.

tueuses. D'ailleurs le seul fait d'établir deux étages de suture sur un intestin déjà rétréci expose à la mort par rétrécissement et occlusion consécutive.

Il résulte de cette étude que la suture circulaire classique est difficile dans son exécution, à cause de la région mésentérique; elle expose au rétrécissement immédiat et au rétrécissement ultérieur en raison de l'absence de suture de la muqueuse, enfin elle ne permet pas de remédier efficacement aux difficultés résultant de l'inégalité de calibre[1].

Pour supprimer les inconvénients précités, j'ai modifié de la façon suivante la technique de la suture circulaire.

1. La suture circulaire classique n'est donc applicable sans modifications que sur le gros intestin quand le calibre en est normal sur les deux bouts.

3° SUTURE CIRCULAIRE AVEC FENTE. — PROCÉDÉ DE L'AUTEUR[1]

Pour remédier au rétrécissement ultérieur de l'intestin j'ai modifié légèrement la suture à deux étages de Czerny. D'après cet auteur la première rangée de suture doit empiéter sur la tranche de la musculeuse coupée. La muqueuse n'est donc point suturée, et il est à craindre qu'il ne se développe à ce niveau un anneau cicatriciel. Je conseille, comme je l'ai dit plus haut, de faire passer l'aiguille sur la tranche de la muqueuse (suture séro-muqueuse de l'auteur) ; le danger d'infection n'est pas plus grand que précédemment[2], et la suture se trouve bordée de muqueuse.

Nous avons vu plus haut combien la région mésentérique rendait la suture difficile et dangereuse. Voici la pratique que je conseille.

Pour la première rangée de sutures, je place dans la région du mésentère trois fils musculo-muqueux dont les trous d'entrée et de sortie sont situés sur la tranche

1. Voir Chaput, *Congrès de chirurgie*, 1891.

2. Il y a moins de danger d'infection en faisant traverser au fil la tranche de la muqueuse, que s'il en perforait toute l'épaisseur.

de la muqueuse et sur celle de la musculeuse, ce qui permet d'éviter sûrement la piqûre du mésentère. Ces fils seront noués en dehors : si on les nouait en dedans le nœud ferait bâiller les lèvres de la muqueuse, ce

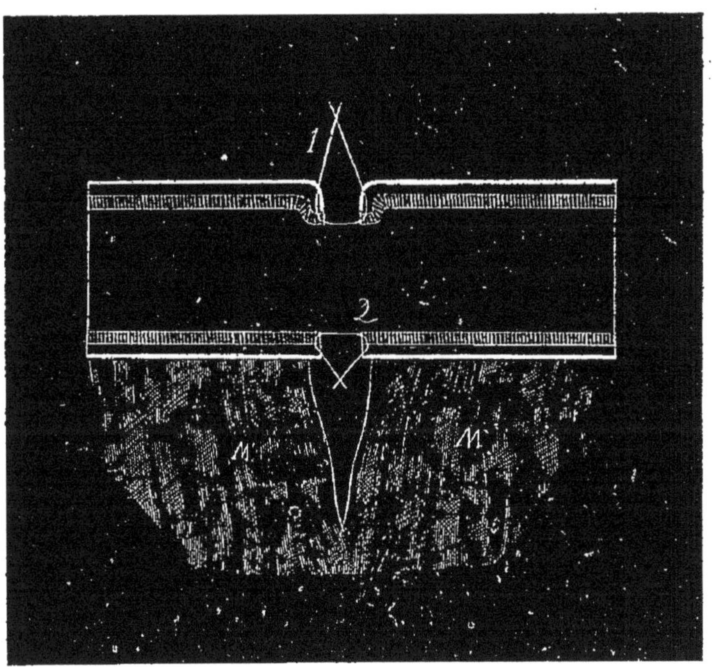

Fig. 29. — Suture circulaire, procédé de l'auteur.

1, suture séro-muqueuse ; — 2, suture musculo-muqueuse. M, mésentère.

qui augmenterait les chances d'infection (fig. 29). Pour la seconde rangée séro-séreuse, il faut prendre garde de ne pas traverser le mésentère lui-même mais de placer un fil immédiatement en avant et un autre immédiatement en arrière, de ce même pédicule vasculaire (fils juxta-mésentériques). Ces fils après avoir été noués chacun pour leur propre compte sont encore noués ensemble ce qui renforcé considérablement la suture (fig. 30).

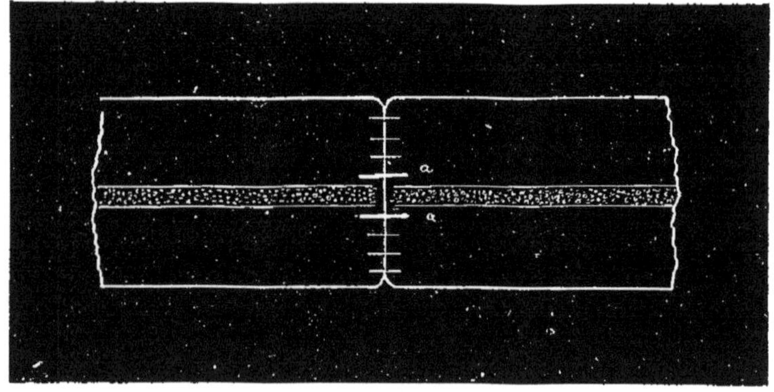

Fig. 30.

a, *a*, Points juxta-mésentériques. La coupe du mésentère est représentée par la bande pointillée.

Je conseille enfin, non seulement pour les cas d'inégalité de calibre mais encore comme règle et pour éviter le rétrécissement valvulaire de l'intestin (constant dans les procédés classiques), de faire une fente longitudinale sur les deux bouts qu'on suture, comme il est indiqué sur la figure 32.

Voici la description détaillée de toute l'opération.

1° Suture de la demi-circonférence postérieure.

On commence par les trois points musculo-muqueux à nœuds externes de la région mésentérique ; on place

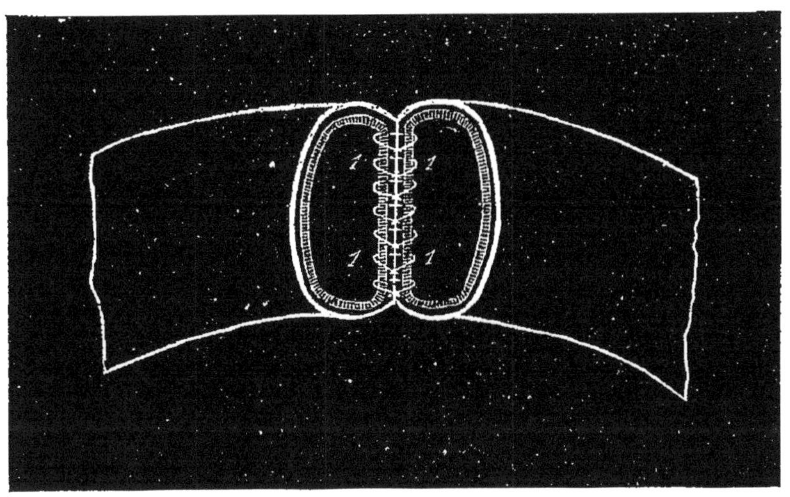

Fig. 31. — Suture de la demi-circonférence postérieure.

1, 1, points muco-muqueux (Il est préférable d'employer la suture séro-muqueuse comme il est dit dans le texte).

ensuite le premier étage de points séro-muqueux de la demi-circonférence postérieure ou mésentérique (fig. 31).

2° Exécution de la fente; suture de cette fente.

On fait aux ciseaux sur le bord convexe de chaque bout une fente de 3 centimètres environ. On arrondit les lambeaux ainsi formés en réséquant leur sommet pointu, ce qui donne à la fente la forme d'un

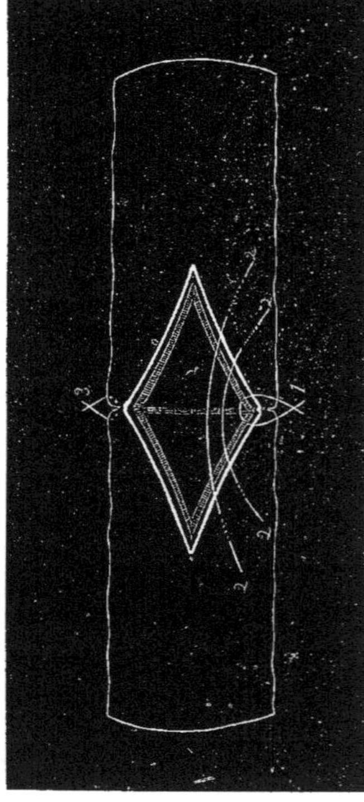

Fig. 32. — Suture de la fente.

1, suture muco-muqueuse (mieux vaut le point séro-muqueux) ; — 2, 2, 3, sutures séro-séreuses.

losange. On suture les bords contigus du losange comme on peut le voir sur la figure 32, soit par la

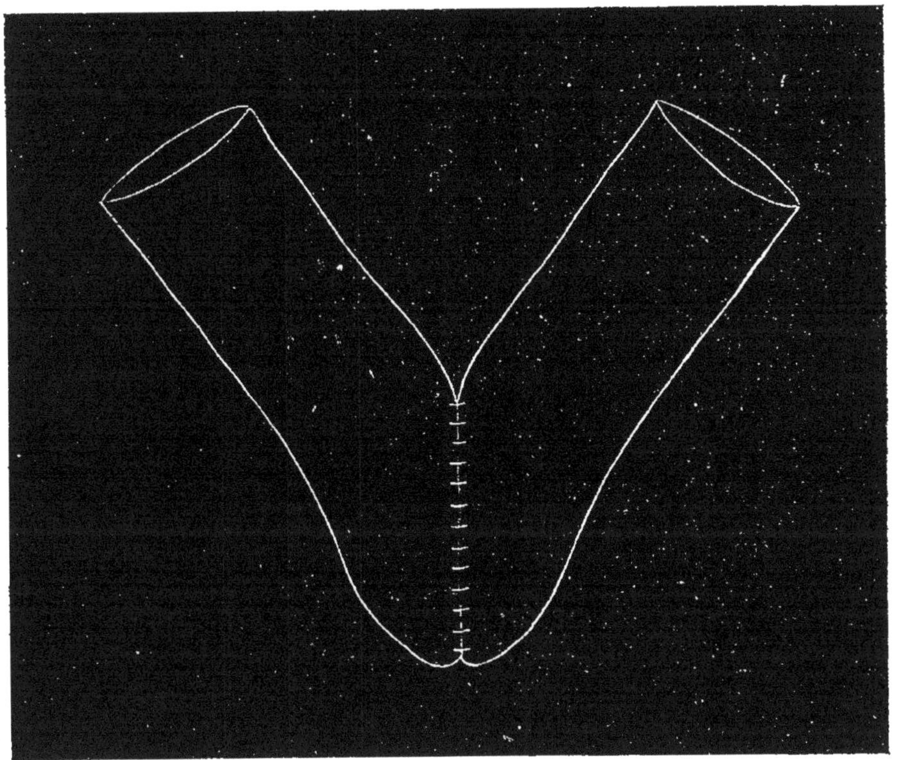

Fig. 33. — Suture circulaire avec fente. Opération terminée.

suture à trois étages ou plus simplement avec un premier étage séro-muqueux et un second étage de Lembert (fig. 32).

3° Deuxième étage séro-séreux.

On n'oubliera pas de placer un second étage séro-séreux sur toute la circonférence de l'intestin, en observant pour le mésentère les précautions formulées plus haut (fig. 30).

Avantages de la fente.

Le fait de pratiquer une fente longitudinale sur l'intestin augmente singulièrement les dimensions de l'orifice de communication des deux bouts ; cette fente permet également de remédier très efficacement aux inégalités de calibre. Il suffit en effet de prolonger un peu plus l'incision longitudinale sur le bout le plus étroit pour trouver l'étoffe désirable. Ce procédé m'a donné de beaux succès sur le chien (trois guérisons sur trois cas). Je n'ai pas encore eu l'occasion de l'appliquer chez l'homme.

4° SUTURE CIRCULAIRE PAR ABRASION. PROCÉDÉ DE L'AUTEUR[1]

1er temps. Dissection de la muqueuse.

A l'aide de pinces et de ciseaux à strabisme, on sépare rapidement la muqueuse de la musculeuse sur toute la circonférence des deux bouts et sur une hauteur de 1 centimètre environ. On se garde bien de la sacrifier, comme je le faisais dans le procédé primitif, car cette pratique provoque des hémorrhagies gênantes. Mieux vaut conserver la muqueuse et s'en servir pour la suture interne.

2e temps. Suture interne de la muqueuse.

Pour la demi-circonférence postérieure on noue les fils en dedans.

Pour la demi-circonférence antérieure on noue en dehors (Voir page 18).

3e temps. Suture par abrasion et suture séro-séreuse.

On exécute un double plan de suture :

1. Voir Chaput, *Nouvelles méthodes de traitement des anus contre nature, Archives générales de médecine*, 1890).

3.

1° La suture par abrasion en mettant au contact la face interne des musculeuses avivées;

2° La suture séro-séreuse de sûreté.

On peut faire ces deux plans avec des fils distincts ou plus simplement avec un seul fil, comme l'indique la figure 34.

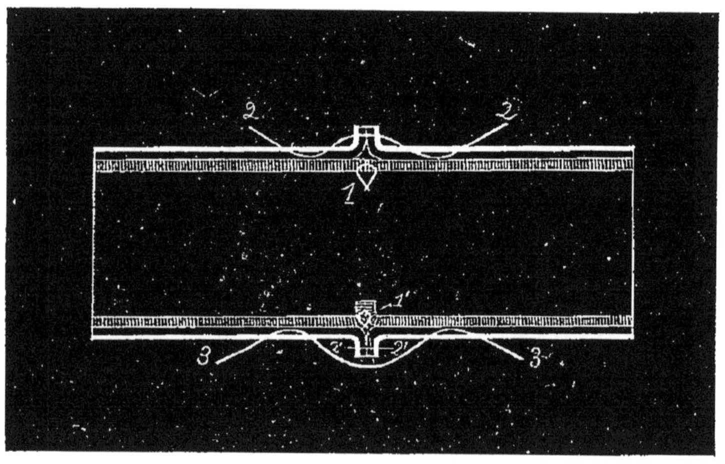

Fig. 34. — Suture circulaire par abrasion.

1, suture muco-muqueuse par apposition (procédé primitif); — 1', suture muco-muqueuse par inflexion; — 2, suture par abrasion et suture séro-séreuse exécutées avec un seul fil; — 2, 3, suture par abrasion et suture séro-séreuses distinctes.

Les avantages de cette méthode sont les suivants :

1° Elle provoque moins de rétrécissement que la suture circulaire classique;

2° Elle donne la sécurité d'un triple étage de sutures;

3° Les surfaces destinées à se souder sont beaucoup plus étendues que celles que donnent les procédés ordinaires.

J'ai employé ce procédé sur l'homme avec succès pour une fistule stercorale compliquée qui nécessita une résection totale (Académe de médecine, 1890).

3° ENTÉRORRAPHIE LONGITUDINALE. PROCÉDÉ DE L'AUTEUR[1]

L'entérorraphie longitudinale consiste à faire sur chacun des deux bouts une fente longitudinale de 5 à 6 centimètres, et à suturer ensemble les bords des deux fentes. Ce premier point réalisé, on a comme résultat, d'après l'ingénieuse comparaison de Duchamp, une culotte dont le corps est représenté par la portion suturée.

Pour terminer l'opération, il reste à fermer la culotte au niveau de la ceinture.

Voici la succession des temps opératoires :

1° Accolement des deux anses par des sutures.

Les deux bouts encore intacts sont posés côte à côte, parallèlement. A égale distance du mésentère et du bord convexe, on fait une première rangée de sutures séro-séreuses qui réunit les deux bouts sur une hauteur de 6 à 7 centimètres.

Immédiatement au-devant de ce plan de sutures on en exécute un second identique (fig. 35).

1. Voir Chaput, *Nouvelles méthodes de traitement des anus contre nature* (*Archives générales de médecine*, 1890).

2° Incision longitudinale.

On pratique alors, avec des ciseaux, sur chaque

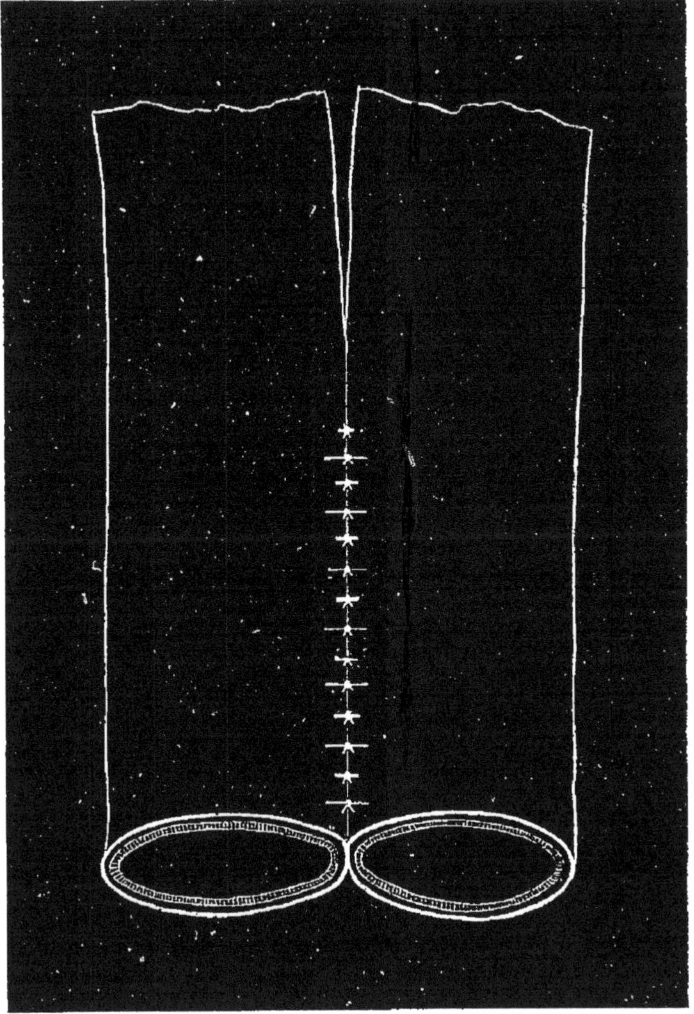

Fig. 35. — Entérorraphie longitudinale, accollement des deux anses par un double plan de sutures séro-séreuses.

bout, une fente de 5 à 6 centimètres, située im-

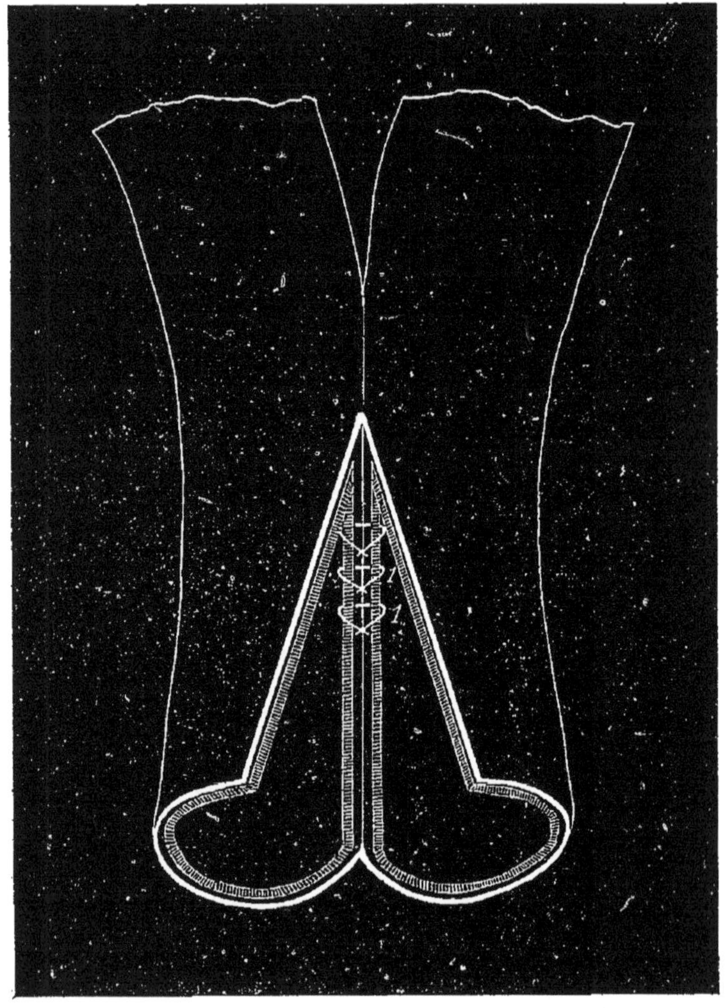

Fig. 36. — Entérorraphie longitudinale. Suture muco-muqueuse des lèvres postérieures.

médiatement au-devant du second plan de sutures

(et dans le voisinage du bord convexe de l'intestin).

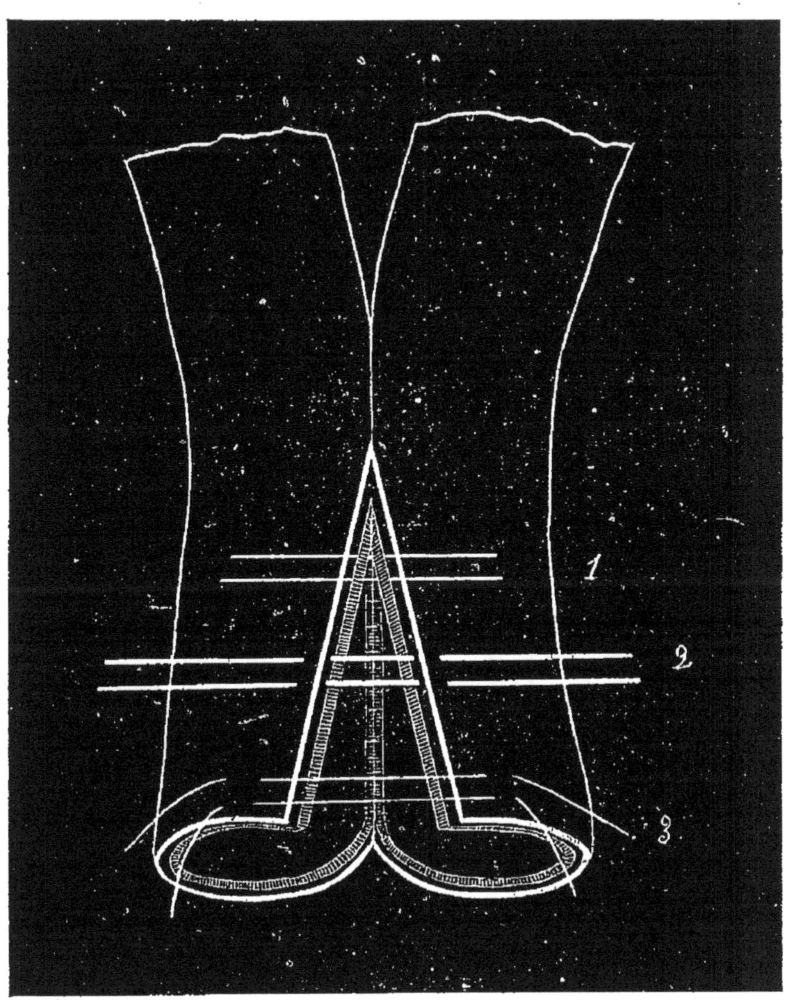

Fig. 37. — Entérorraphie longitudinale. Suture des lèvres antérieures.

1, suture muco-muqueuse ; — 2, 3, sutures séro-séreuses (double peau).

3° Suture muco-muqueuse postérieure.

Les deux fentes ainsi produites présentent deux

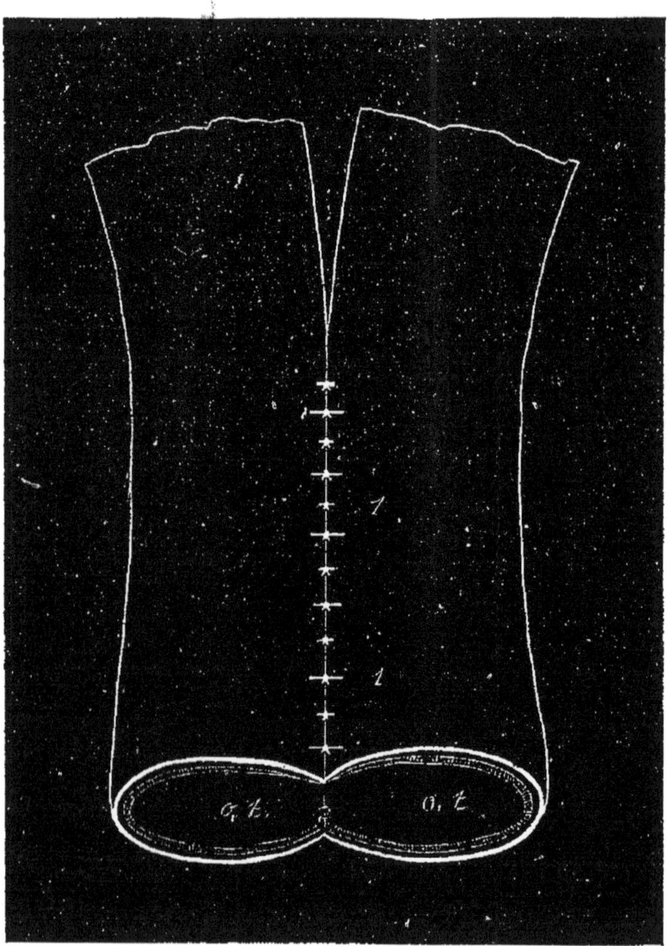

Fig. 38. — Entérorraphie longitudinale. La suture des lèvres postérieure et antérieure est terminée. Il reste à oblitérer l'orifice terminal.

lèvres postérieures et deux lèvres antérieures, qu'il s'agit de suturer ensemble.

On fait sur les lèvres postérieures déjà accolées la suture muco-muqueuse de Wölfler à nœuds internes et on passe ensuite aux lèvres antérieures (fig. 36).

4° Suture des lèvres antérieures.

On fait sur celles-ci, comme sur les précédentes, deux plans séro-séreux et un plan muco-muqueux[1], mais dans un ordre inverse; on commence par la suture muco-muqueuse dont on noue les fils cette fois en dehors et on termine par les deux plans séro-séreux (fig. 37 et 38).

5° Fermeture de l'orifice terminal.

J'avais préconisé jadis la suture par abrasion pour ce temps opératoire; mais je dois dire que des essais plus récents m'ont convaincu de la facilité et des avantages de la suture séro-séreuse. On fermera donc l'orifice terminal par un double plan de Lembert (fig. 39).

Avantages de ce procédé.

1° Ce procédé permet des adossements aussi larges

1. On peut remplacer la suture à trois étages par la suture à deux étages modifiée par l'auteur (1er plan, séro-muqueux).

que possible, sans avoir jamais à craindre de rétrécissement.

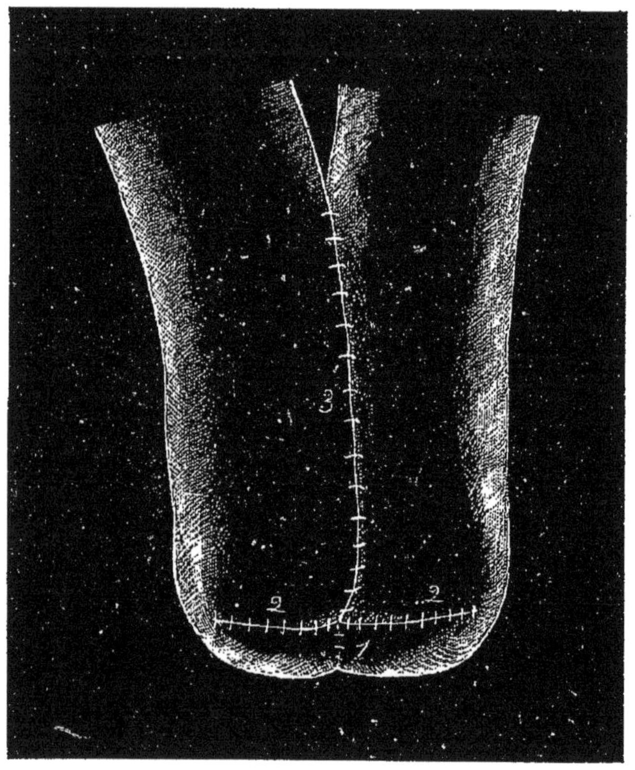

Fig. 39. — Entérorraphie longitudinale terminée.
1, suture postérieure ; — 2, suture terminale séro-séreuse ; — 3, suture antérieure.

2° Il remplace le rétrécissement habituel par une dilatation.

3° On n'a pas à compter avec les difficultés opératoires de la région mésentérique comme dans les procédés précédents.

4° Il est surtout avantageux quand il s'agit de réunir deux intestins de calibre très inégal.

5° Ce procédé donne de grandes facilités lorsqu'on veut ménager une fistule de sûreté; la fistule placée à l'extrémité des deux bouts ne compromet nullement la réunion comme cela aurait lieu pour une suture circulaire.

L'entérorraphie longitudinale a donné à Duchamp de beaux succès dans deux cas de résection pour hernie gangrénée (Voir *Thèse de Marin*, Lyon, 1891).

6° ENTÉRORRAPHIE PAR ANASTOMOSE

Senn a préconisé, après résection totale, d'oblitérer chacun des deux bouts par des sutures séro-séreuses et de les anastomoser ensuite latéralement un peu plus haut. Il conseille, pour l'exécution de l'anastomose, l'emploi de ses plaques décalcifiées (fig. 40).

Nous renvoyons pour les détails de technique au chapitre *Entéro-anastomose*.

Appréciation.

Le principe même de l'opération est ingénieux, mais je suis opposé à l'emploi des plaques décalcifiées.

En supposant même qu'on exécute l'anastomose par le procédé de la suture, comme je le conseille, l'entérorraphie par anastomose serait encore passible de quelques objections.

1° Elle détermine la présence au-dessous de l'anastomose de deux culs-de-sac formés par les deux bouts oblitérés où peuvent s'accumuler des corps étrangers, du sang; d'où danger de stagnation, de putréfaction, d'infection.

2° J'ai vu chez le chien les deux bouts oblitérés

s'invaginer de plus en plus, si bien qu'ils oblitéraient l'anastomose.

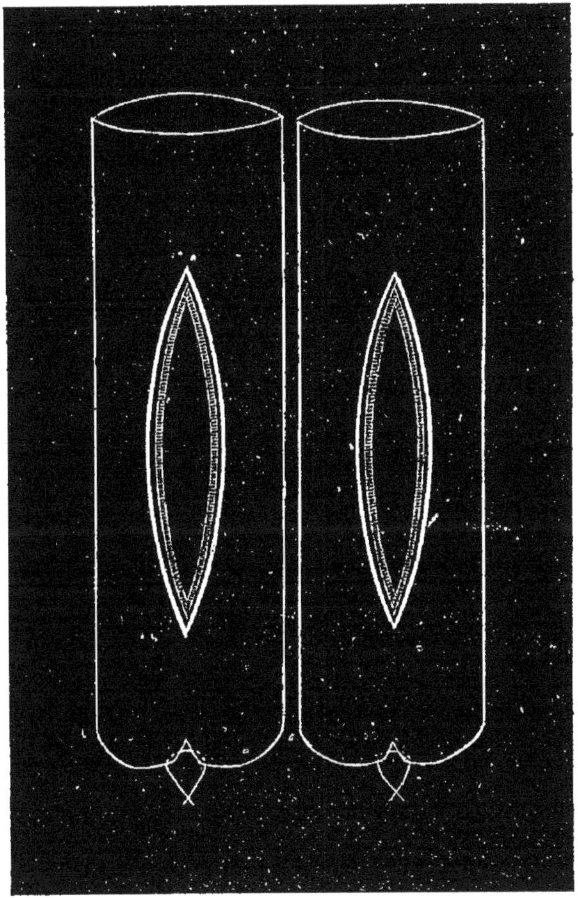

Fig. 40. — Entérorraphie par anastomose. L'opération est préparée.

3° Toutes choses égales d'ailleurs, la communication entre les deux bouts est moins large que celle que donne l'entérorraphie longitudinale.

7° DE L'ENTÉRO-ANASMOMOSE[1]

Cette opération consiste à faire communiquer latéralement deux anses d'intestin d'ailleurs intactes. Imaginée par Maisonneuve en 1845, elle n'est entrée dans la pratique qu'à la suite des progrès apportés à la technique de la gastro-entérostomie par Wölfler.

On peut exécuter l'entéro-anastomose de trois manières différentes :

1° Procédé des plaques décalcifiées (*Senn*);
2° Procédé de la pince (*Chaput*);
3° Procédé de la suture (*Wölfler*).

1° PROCÉDÉ DE SENN

Préparation des plaques décalcifiées.

Le fémur ou le tibia d'un jeune veau est scié en rondelles épaisses d'un quart de pouce, longues de 2 à 3 pouces, larges de 1 pouce.

On les décalcifie dans une solution d'acide chlorhydrique à 10 p. 100 qu'on change tous les jours jus-

1. Voir mon travail : De l'*entéro-anastomose, procédés opératoires, indications, résultats* (*Archives générales de médecine*, avril 1890).

qu'à ce que l'os soit devenu flexible. On les trans-

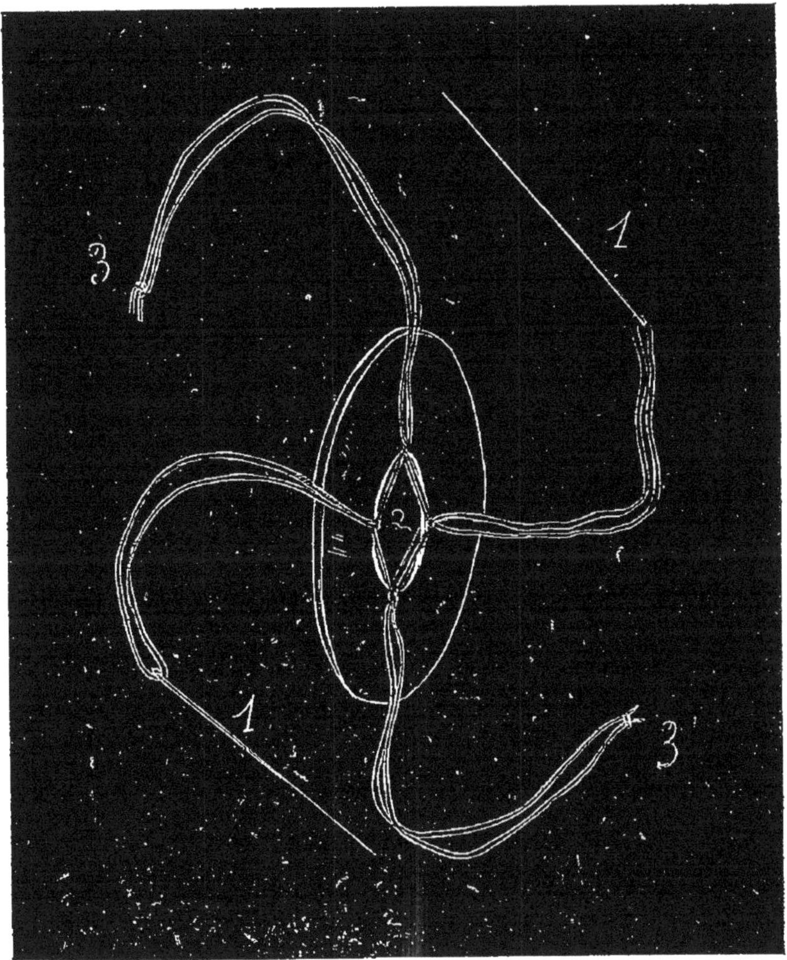

Fig. 41. — Plaque décalcifiée de Senn.

1, 1, fils armés; — 2, orifice central; — 3, 3, fils non armés.

porte pendant quelques heures dans une solution de

potasse caustique pour enlever l'excès d'acide. C'est alors qu'on perce les plaques d'un large orifice central à l'aide d'un bistouri ; on y ajoute quatre trous faits avec un drill, pour passer les fils ; on les plonge enfin dans une solution d'alcool, glycérine et eau à parties égales, dans laquelle les plaques conservent leur forme et leur souplesse.

Les plaques sont de forme elliptique, leur orifice central aussi. Ce dernier mesure en longueur et en largeur le tiers des dimensions de la plaque.

Très près de cet orifice sont les quatre trous qui servent à passer quatre fils doubles. Les deux fils qui correspondent au petit diamètre de l'orifice sont armés chacun d'une aiguille, les deux autres fils ne sont pas armés (fig. 41).

Technique opératoire.

La circulation des matières est arrêtée dans les deux anses, à l'aide de liens de caoutchouc sur les quels on applique des pinces hémostatiques.

Sur la convexité de chaque anse on fait une incision de un pouce et demi à deux pouces permettant l'introduction des plaques osseuses dans l'intestin. Avec les fils armés, on traverse la paroi intestinale vers le milieu de la plaie, à un huitième de pouce des bords de l'incision. On noue alors deux par deux les fils de chaque plaque qui se correspondent, aussi bien

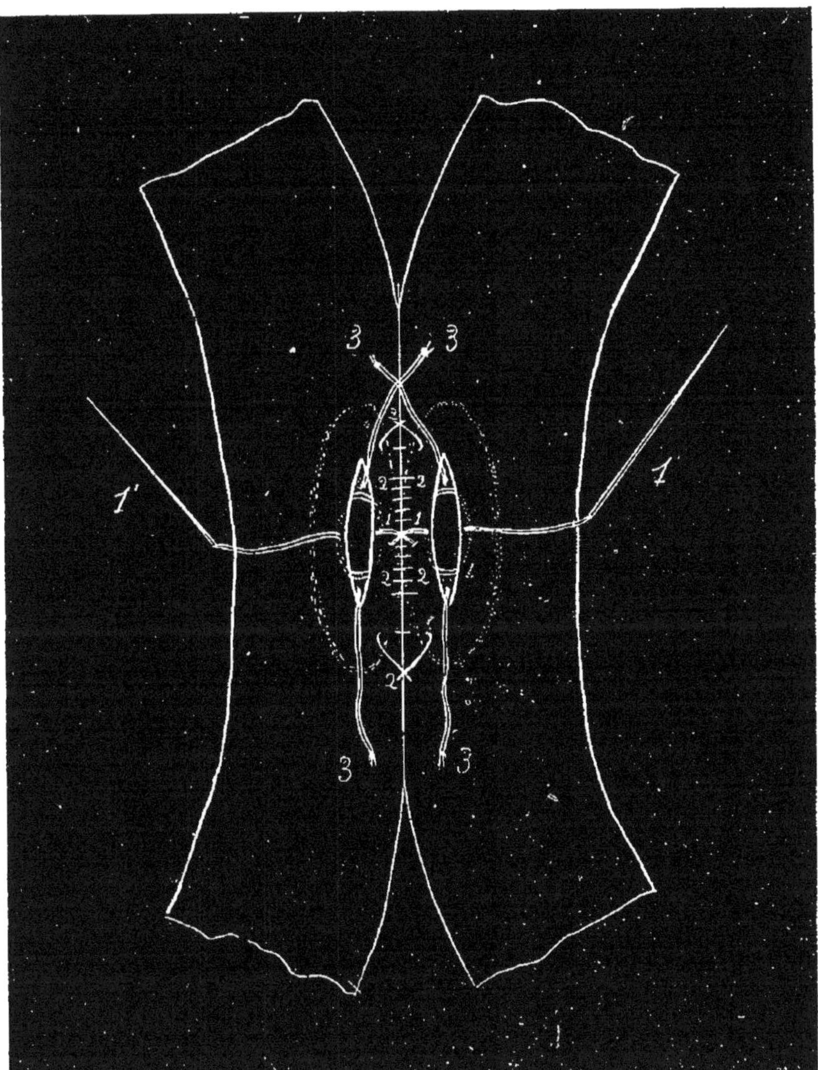

Fig. 42. — Entéro-anastomose par le procédé de Senn (plaques décalcifiées).

1, 1, fils armés ayant traversé la paroi intestinale et déjà noués ; — 1', 1', fils armés non encore noués ; — 3, 3, 3, 3, fils non armés ; — 2, 2, 2, 2, suture séro-séreuse de précaution. On aperçoit en pointillé la limite des plaques.

4

ceux munis d'aiguille que ceux non armés, et l'opération est terminée. Pour plus de sécurité on place sur la limite des plaques, une suture continue séro-séreuse, après avoir pris la précaution de scarifier les surfaces destinées à se réunir (fig. 42).

Du troisième au dixième jour, on retrouve les fragments des plaques dans les selles.

Le procédé de Senn a subi, entre les mains de différents auteurs, de nombreuses modifications ; c'est ainsi que *Davis* a remplacé les plaques osseuses par des nattes de catgut pour éviter la gangrène ; *Abbe* préfère les anneaux de catgut ; *Brokaw* se sert de segments de drains enfilés bout à bout sur un catgut, comme des grains de chapelet.

Willy Sachs emploie des plaques osseuses décalcifiées ayant la forme d'un bouton de chemise creusé au centre d'un canal. On commence par réunir les deux anses par une suture séro-séreuse ; puis on les incise et on y introduit la plaque en forme de bouton. On suture ensuite les lèvres antérieures par une suture séro-séreuse. Les avantages de ce procédé sont la rapidité, les garanties contre l'oblitération de l'orifice, l'absence des sutures perforantes.

Appréciation.

Le procédé de Senn présente des inconvénients considérables qui nous obligent à le rejeter absolument. Il est difficile de se procurer des plaques osseuses, il est long de les décalcifier ; il en faut de plusieurs tailles pour l'estomac, pour l'intestin de l'adulte et celui de l'enfant.

L'orifice qu'on obtient est très petit, à peine de 2 à 3 centimètres, ce qui est manifestement insuffisant.

Si les plaques sont trop dures elles exposent au sphacèle, comme Senn l'a observé plusieurs fois à ses dépens ; si elles sont trop molles elles ne servent à rien. Enfin elles ont l'immense infériorité d'exiger des sutures perforantes, ce qui est une faute.

Quant aux sutures séro-séreuses, que Senn ne considère pas comme absolument indispensables, elles ne sont disposées que sur un seul plan, ce qui n'est pas suffisant.

Reichel a formulé contre le procédé de Senn une série de critiques très justes : « Lorsque les plaques sont trop grandes, on a de la peine à les introduire, on contusionne les lèvres, et on peut même obstruer le calibre de l'intestin. Quand elles sont trop petites par rapport à l'incision, les bords de la plaie se rétractent et s'échappent. »

Lorsque les fils destinés à être noués ensemble ne se correspondent pas exactement, les plaques tournent et déchirent l'intestin.

Enfin comme on est obligé par prudence d'ajouter une suture continue de Lembert tout autour des plaques, on se trouve avoir exécuté un procédé peu sûr, difficile, compliqué et long.

Une dernière critique c'est la possibilité de l'oblitération de l'orifice; elle a été observée par Senn lui-même et par Reichel.

Les mêmes remarques s'adressent aux dérivés du procédé de Senn.

2° PROCÉDÉ DE LA PINCE (CHAPUT).

Casamayor, dans un cas d'anus iléo-vaginal, fit construire une pince spéciale dont une des branches fut introduite dans le rectum et l'autre dans l'intestin grêle par l'anus iléo-vaginal. Le sphacèle des parois fit communiquer l'iléon et le rectum.

Laugier, en 1872, dans un cas d'anus contre nature avec un bout oblitéré, recherche le cæcum, le fixe à la peau à côté du bout supérieur et applique l'entérotome sur l'éperon.

Dans ces premières tentatives, l'opération était commandée par un anus contre nature préexistant, auquel il fallait trouver un bout inférieur; l'opération que j'ai décrite en 1889 (Académie de médecine), est toute différente, elle consiste à inciser l'abdomen, à chercher deux anses intactes et à les faire communiquer ensemble de la manière suivante :

On fait d'abord la laparotomie, puis on amène dans la plaie abdominale les deux anses que l'on veut anastomoser, et on commence par les suturer latéralement l'une à l'autre sur une hauteur de 5 à 6 centi-

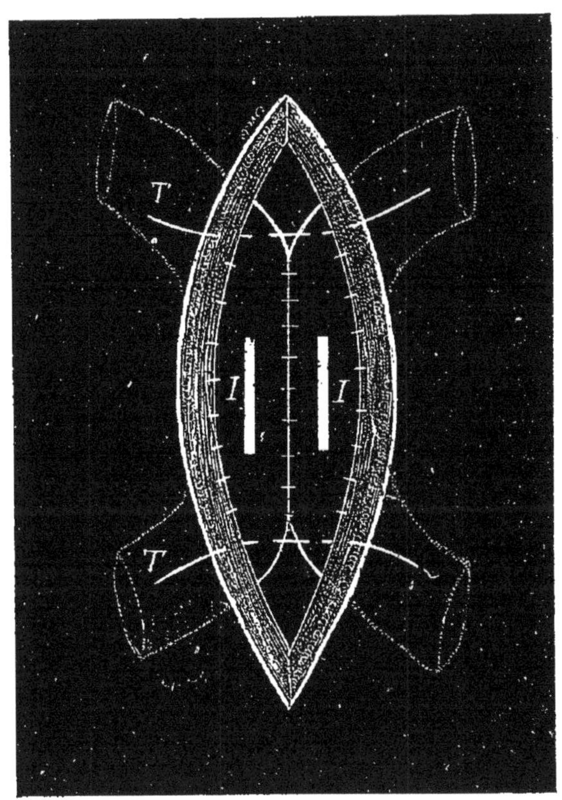

Fig. 43. — Entéro-anastomose par le procédé de la pince (Chaput).

I, I, incision des deux anses ; — T, fils terminaux fermant le péritoine.

mètres. On les fixe ensuite toutes deux par des sutures, aux lèvres du péritoine pariétal ; on ferme le péritoine en haut et en bas, et on fait sur chaque intestin une incision longitudinale de 1 centimètre.

Dans un deuxième temps on introduit par les deux orifices les mors d'un entérotome avec lequel on saisit la cloison formée par l'adossement des deux intestins. A la chute de l'entérotome, la communication se trouve établie entre les deux anses.

Dans un troisième temps on pratique l'oblitération des orifices intestinaux (fig. 43).

Appréciation.

Ce procédé a l'inconvénient d'être long, d'exiger plusieurs séances successives, enfin il ne met pas sûrement à l'oblitération, comme j'en ai eu la preuve dans une de mes observations (Terrillon et Chaput, Acad. de méd., 1890). Par contre il présente un avantage inestimable, c'est une innocuité et une sécurité à peu près absolues. Ce procédé est à recommander à tous les chirurgiens qui n'ont pas une très grande expérience des opérations intestinales. J'y ai eu recours plusieurs fois et je dois dire que le premier malade que j'ai guéri par ce procédé ne l'aurait probablement pas été avec les autres méthodes à cause de mon inexpérience d'alors.

3° PROCÉDÉ DE LA SUTURE (WÖLFLER)

En haut et en bas du point où portera l'incision, on passe à travers le mésentère une grosse soie que l'on serre modérément et qu'on assujettit à l'aide

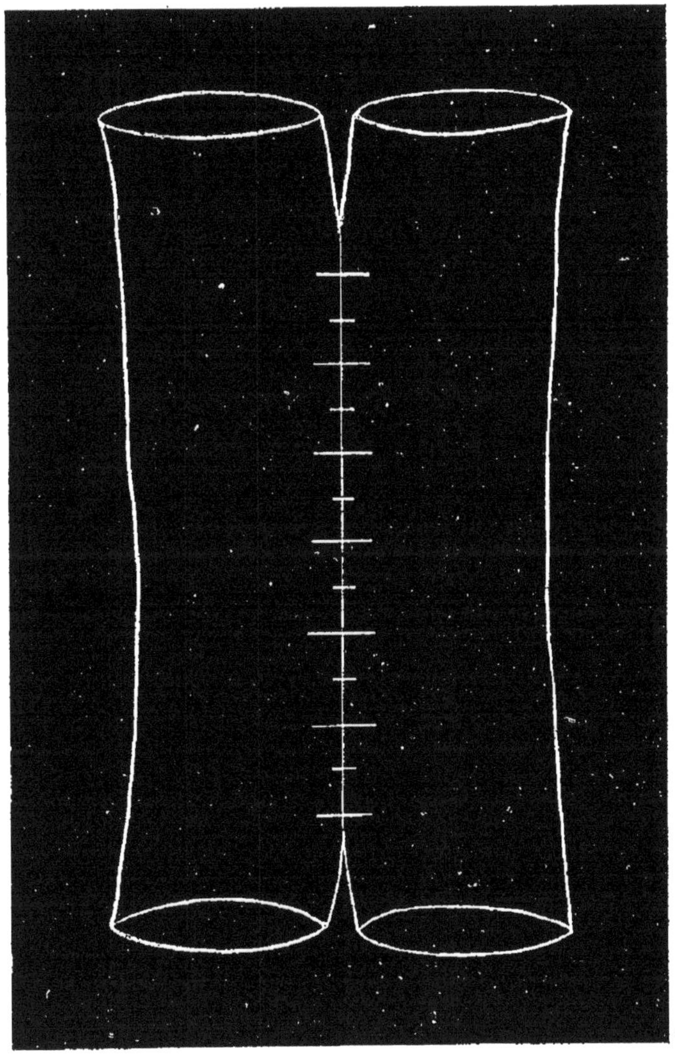

Fig. 44. — Entéro-anastomose par le procédé de la suture. Accolement des deux anses par un double plan séro-séreux.

d'une boucle afin d'interrompre la circulation des matières.

1° Accolement des deux anses.

On place les deux anses côte à côte et parallèlement, et on exécute une double rangée de points de Lembert qui les accole sur une hauteur de 6 à 7 centimètres (fig. 44).

2° Incision des deux anses.

On ouvre au-devant de ce double plan de sutures et sur une étendue un peu moindre, le bout inférieur puis le supérieur. On fera l'incision à petits coups pour éviter l'effusion des matières; on essuiera la surface interne de l'intestin avec de petites éponges montées imbibées d'acide phénique.

3° Suture muco-muqueuse des lèvres postérieures.

On fait ensuite la suture muco-muqueuse des lèvres postérieures; cette suture a comme avantages de faire l'hémostase[1] de la muqueuse souvent très saignante, et d'ourler l'orifice de façon à le rendre définitif et non rétractile (fig. 45).

1. En attendant l'application des sutures on peut faire l'hémostase avec les pinces à crémaillère décrites plus haut (voir figure 4).

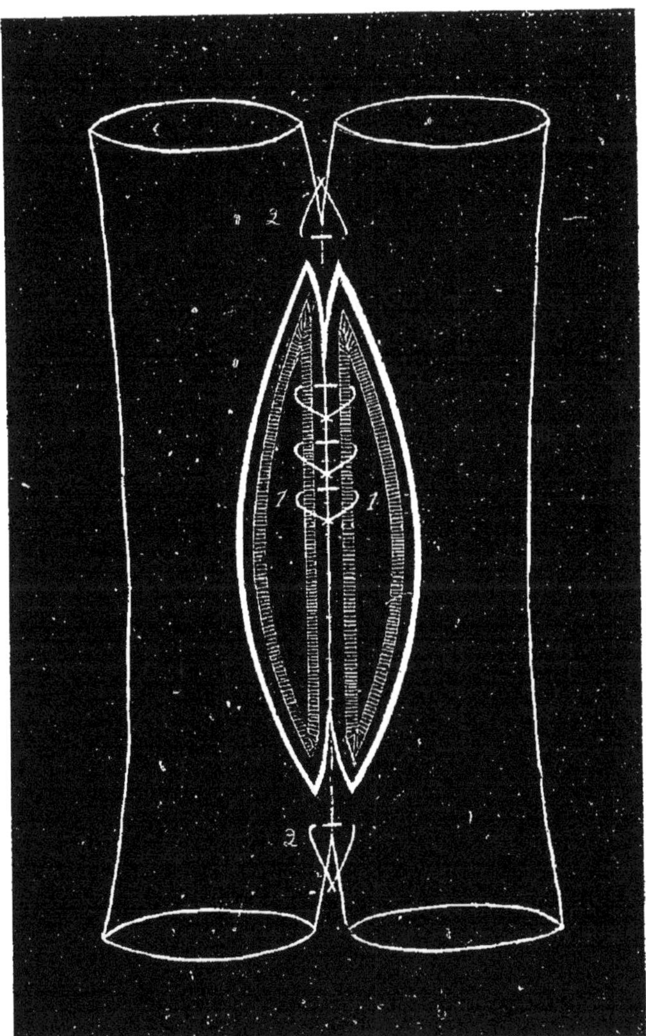

Fig. 45. — Entéro-anastomose par le procédé de la suture.

1, suture muco-muqueuse des lèvres postérieures; — 2, 2, sutures de sûreté.

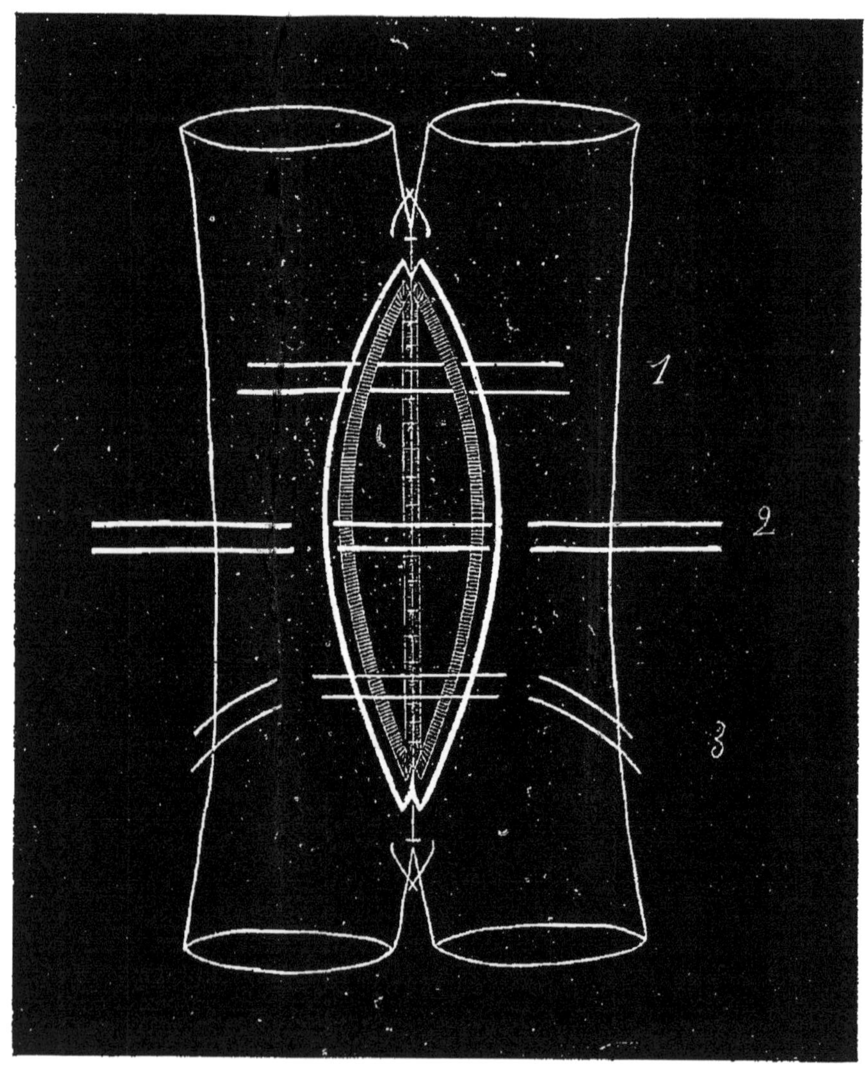

Fig. 46. — Entéro-anastomose par le procédé de la suture. Suture des lèvres antérieures.

1, sutu e muco-muqueuse ; — 2, 3, double plan séro-séreux.

4° Suture des lèvres antérieures.

On pratique la suture des lèvres antérieures; on commence par la suture muco-muqueuse dont les fils sont noués non plus dans l'intestin comme précédemment, mais en dehors; on termine par les deux plans séro-séreux (fig. 46).

5° Sutures de sûreté.

Au niveau des extrémités de la ligne opératoire, on ferme par deux points de Lembert l'intervalle qui sépare les sutures des lèvres antérieures et postérieures et par lequel les matières filtreraient sans cette précaution.

Avant comme après l'opération, on observera scrupuleusement les précautions diététiques que nous avons formulées plus haut (Voir p. 25 et suiv.).

Appréciation.

Le procédé de la suture présente de grands avantages; il s'exécute en un seul temps, il est bien conçu, et, correctement exécuté, il est d'une sécurité parfaite.

On peut cependant lui faire quelques objections. Il y a d'abord la question de danger par inexpérience de l'opérateur; il faut en effet une très grande habitude de la chirurgie intestinale pour être certain de ne pas faire de faute opératoire dans l'exécution de la suture (fils trop ou trop peu serrés, trop rapprochés (sphacèle) ou trop espacés (insuffisance de la suture); — adossement de surfaces trop peu étendues; — fautes dans le régime qui précède ou suit l'opération,

Une autre objection très sérieuse aussi, c'est la possibilité de l'oblitération de l'orifice créé par le chirurgien. Elle s'est produite dans les observations de Maisonneuve, Abbe, Salzwedel, et dans celle de Comte où elle est douteuse. Ces auteurs n'avaient d'ailleurs pas fait la suture de la muqueuse; avec cette précaution, cet inconvénient n'est plus à craindre.

INDICATIONS DE L'ENTÉRO-ANASTOMOSE

Cette opération a été employée dans les plaies de l'intestin, le cancer, le rétrécissement, l'étranglement interne et l'anus contre nature.

1° **Plaies d'intestin.** — Dans la guerre d'Amérique on a plusieurs fois suturé ensemble deux perforations, sorte d'entéro-anastomose de nécessité. Mais cette opération ne peut être utilisée qu'exceptionnellement pour les plaies de l'intestin, car elle détermine des coudures ou des brides dangereuses. On ne pourrait sans danger faire plus d'une entéro-anastomose sur le même abdomen.

2° **Cancer de l'intestin.** — Cette affection constitue l'une des meilleures indications de l'entéro-anastomose. En effet, la cure radicale d'un cancer déjà ancien paraît un leurre, et précisément le cancer intestinal n'est jamais reconnu à ses débuts. D'autre part, la gravité de la résection suivie de suture est énorme chez ces sujets cachectiques, affaiblis par l'intoxication générale de l'organisme et par les troubles digestifs persistants.

Lorsque les symptômes d'occlusion sont nuls, on peut fort bien pratiquer l'entéro-anastomose en un temps. Mais quand il existe des phénomènes d'occlusion complète ou incomplète, il est préférable de faire l'anus contre nature.

On peut plus tard faire une nouvelle opération, consistant dans la libération de l'anse porteur de l'orifice anormal qu'on aboucherait dans une anse saine convenablement choisie.

3° **Rétrécissement de l'intestin.** — Nous disposons, contre les rétrécissements de l'intestin, de plusieurs méthodes opératoires. L'une, la résection suivie de suture ou d'anus contre nature, comporte trop de risques pour qu'on l'accepte comme méthode de choix. La seconde, préconisée par Heineke et Mikulicz et employée tout récemment par Péan, consiste à faire une incision longitudinale du rétrécissement à laquelle on donne la forme d'un losange dont on suture ensemble les côtés contigus.

La troisième méthode consiste à faire l'entéro-anastomose sur deux points très rapprochés du rétrécissement. Elle a été employée par Billroth et Hacker. L'opéré de Billroth est mort, les deux cas de Hacker ont guéri. Une dernière pratique consiste à faire l'entéro-anastomose à distance. C'est cette opération que j'ai exécutée en 1889 pour un rétrécissement du côlon ascendant. Je fis dans ce cas l'anastomose de la fin de l'intestin grêle avec l'S iliaque.

Il est bien entendu que, quand le rétrécissement s'accompagne d'occlusion accentuée, l'entéro-anastomose est contre-indiquée.

4° **Occlusion intestinale.** — L'entéro-anastomose a été préconisée par Senn pour l'occlusion intestinale.

De l'avis de la plupart des chirurgiens, on ne doit pas, au cours d'une laparotomie pour occlusion, faire d'opérations compliquées telles que résections suivies de suture, anastomose, etc. ; non seulement parce que l'état général du malade commande le minimum de durée et de choc opératoires, mais encore parce que, avec un intestin surdistendu par les matières et les gaz et souvent friable, il est bien difficile de ne pas souiller le péritoine et bien aléatoire de compter sur les sutures.

Le plus simple et le meilleur dans l'espèce, et cette opinion est défendue par tous les chirurgiens français, consiste à faire l'anus contre nature avec ou sans résection préalable.

Quand on s'est décidé à faire une simple entérotomie, il serait prudent d'assurer l'avenir en fixant à côté de l'anse qu'on veut ouvrir, une seconde anse grâce à laquelle on pourrait, le cas échéant, faire ultérieurement l'entéro-anastomose par le procédé de la suture ou celui de la pince.

5° **Hernies étranglées.** — En 1890, à la Société allemande de chirurgie, Helferich rapporta un fait intéressant d'entéro-anastomose pour une hernie étranglée avec anse suspecte. L'auteur conseille, dans ces conditions, de laisser l'anse suspecte au dehors sans l'ouvrir, et de pratiquer l'anastomose entre les bouts afférent et efférent, à un travers de main du collet de la hernie.

Ultérieurement, si l'anse reste saine on la réduit; si au contraire elle se gangrène, on se trouve en présence d'un anus contre nature dont l'éperon n'existe plus et qu'on n'a qu'à oblitérer. Helferich conseillerait même cette pratique dans les cas où la gangrène est certaine, en raison des dangers de la résection et de l'anus contre nature.

L'opération d'Helferich est intéressante, surtout pour les cas douteux. Pour les hernies franchement gangrenées, il me paraît irrationnel de laisser au contact d'une plaie et au voisinage du péritoine un foyer d'infection aussi dangereux qu'une anse gangrenée. Mieux vaut encore la résection suivie d'anus contre nature.

6° **Anus contre nature** (Voy. Traitement de l'anus contre nature).

TECHNIQUE DE L'ENTÉRO-COLOSTOMIE ILIAQUE

On fait dans la fosse iliaque gauche une incision parallèle à l'arcade et longue de dix centimètres environ. On reconnaît l'S iliaque et on le fixe à l'aide d'une pince érigne.

Pour trouver avec certitude la dernière anse de l'intestin grêle, on est obligé de faire une incision médiane, qui permet de reconnaître le cæcum, la terminaison de l'intestin grêle, et d'amener dans la plaie iliaque la dernière anse en question. On referme alors l'incision médiane et on procède à l'entéro-anastomose d'après les règles formulées plus haut.

Indications.

Cette opération est indiquée : 1° dans les anus contre nature ombilicaux compliqués de rétrécissement; 2° dans les cancers inopérables du gros intestin, à la condition qu'ils siègent au-dessus de l'S iliaque.

8° ENTÉROSTOMIE

L'entérostomie consiste à suturer une anse d'intestin à la paroi abdominale et à l'inciser, de façon à dériver le cours des matières.

Le mot entérostomie doit être réservé aux cas où l'on fait une incision de l'intestin (pour extraire un corps étranger ou diminuer le volume de l'intestin au cours d'une laparotomie pour occlusion), que l'on suture immédiatement. On peut exécuter cette opération sur l'S iliaque, sur le côlon descendant, sur le transverse, sur le cæcum ou l'intestin grêle.

La colostomie lombaire qui porte sur le côlon descendant est une opération difficile, irrationnelle et mauvaise créée par Callisen, préconisée par Bryant et les chirurgiens anglais ; défendue en France par Tillaux, Labbé, Trélat : elle a joui d'une grande vogue à une époque où l'on comptait comme un avantage considérable le fait de ne pas ouvrir le péritoine; actuellement elle paraît à peu près abandonnée de tous.

Elle est en effet compliquée (profondeur de la plaie, difficulté de reconnaître le côlon, impossibilité chez les sujets gras de fixer l'intestin à la peau, il en résulte que si l'incision de l'intestin est trop petite, elle a tendance à s'oblitérer trop vite ; si elle est trop grande, elle expose au prolapsus de la muqueuse ou à l'invagination). Enfin il est plus gênant pour le malade de faire sa toilette dans le dos qu'en avant.

Il n'y a pas une seule circonstance où la colotomie lombaire soit formellement indiquée. Toutefois, pour me conformer à l'usage, je décrirai cette opération.

TECHNIQUE DE LA COLOSTOMIE LOMBAIRE (OPÉRATION DE CALLISEN)

PROCÉDÉ DE NÉLATON

Premier temps. — Incision cutanée.

Tracer la ligne iléo-costale qui va de l'épine iliaque A-S à l'angle formé par la dernière côte et la masse sacro-lombaire.

Élever une perpendiculaire à 2 centimètres en arrière du milieu de la crête iliaque.

L'entre-croisement de ces deux lignes marque le milieu de l'incision cutanée, qui s'exécute sur la ligne iléo-costale. On lui donne 10 à 12 centimètres de longueur. On sectionne le grand dorsal, le grand oblique, l'aponévrose du transverse, le bord du carré lombaire.

Deuxième temps. — Recherche du côlon.

Avec le doigt et la sonde cannelée on isole le côlon.

Troisième temps. — Suture.

Je renvoie à la technique de l'entérostomie.

TECHNIQUE DE L'ENTÉROSTOMIE D'APRÈS TERRIER

Avec M. Reclus je conseille, de préférence au chloroforme, l'emploi de la cocaïne à 5 p. 100 ou à 2 1/2 p. 100, parce qu'on évite ainsi les vomissements qui pourraient rompre les sutures.

1° Incision des parties molles.

On fait à la paroi abdominale (dans la fosse iliaque droite ou gauche, ou sur la ligne médiane pour le côlon transverse), une incision longue de 10 à 12 centimètres qui permet d'explorer facilement l'abdomen et de reconnaître rapidement l'anse qu'on veut inciser; celle-ci est tirée au dehors avec une pince érigne; on rétrécit alors la plaie abdominale par des sutures au crin de Florence comprenant le péritoine, les muscles et la peau, de façon à ne ménager qu'un espace d'environ 4 centimètres laissant passer l'anse en question.

2° Suture séro-séreuse.

On fixe l'intestin à la peau par six points de suture

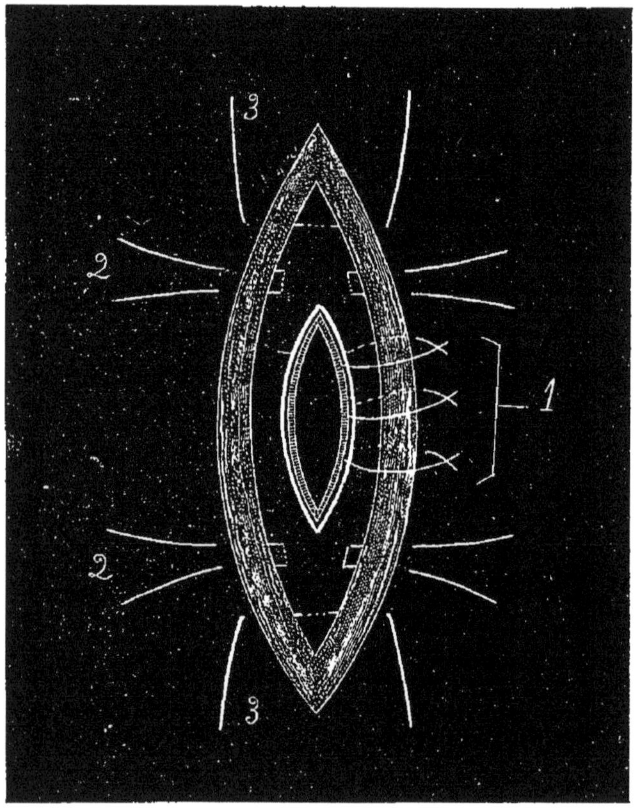

Fig. 47. — Établissement de l'entérostomie.

1, suture de la muqueuse à la peau ; — 2, 2, fils latéraux ; — 3, 3, fils terminaux.

séro-séreux (deux de chaque côté, un en haut et un en bas pour fermer la séreuse).

Les fils latéraux sont passés dans l'intestin parallèlement au grand axe de la plaie cutanée, puis on leur fait traverser la peau et on les noue. Les fils terminaux sont perpendiculaires à l'incision cutanée (fig. 47).

3° Incision de l'intestin.

L'incision de l'intestin doit être parallèle au grand

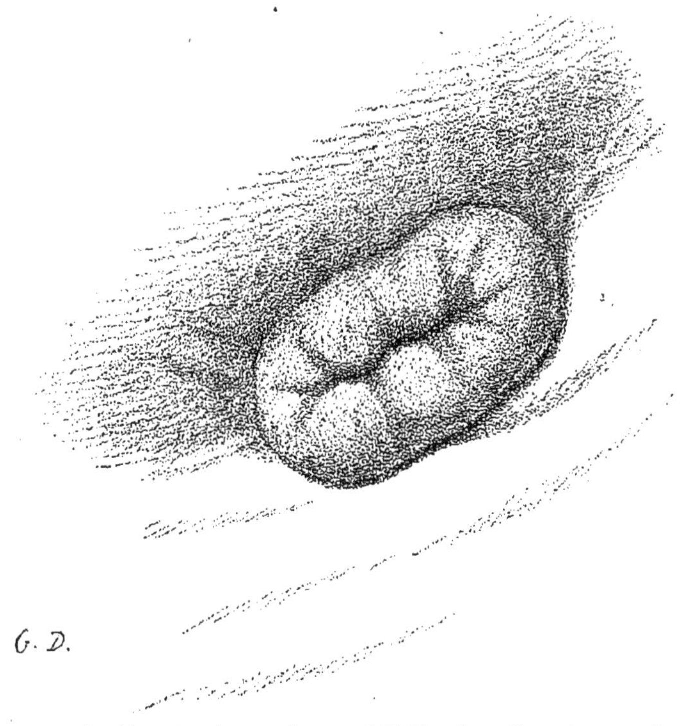

Fig. 48. — Entérostomie par le procédé Terrier. Grandeur naturelle.

axe de l'organe et à la plaie cutanée, on la fera très petite, au plus de deux centimètres (fig. 48).

Cette technique, identique à celle de Terrier pour la gastrostomie, m'a toujours donné, dans six cas où je l'ai employée des anus parfaits, identiques à celui représenté grandeur naturelle sur la figure 48.

4° Fixation de la muqueuse à la peau.

Pour consolider la première rangée de sutures, il faut, après avoir incisé l'intestin et nettoyé la plaie, passer de nouveaux fils séro-séreux dans chacune des lèvres et dans la peau. Ces fils sont perpendiculaires à l'incision.

COLOSTOMIE ILIAQUE PAR LE PROCÉDÉ DE MAYDL

1° Incision cutanée parallèle à l'arcade crurale gauche.

2° Le péritoine étant ouvert, on attire l'S iliaque, au dehors et on perfore son mésentère à l'aide d'une tige rigide entourée de gaze iodoformée.

3° Les deux jambes de l'anse sont alors accolées l'une à l'autre sur la plus grande longueur possible, et fixées dans cette situation par des points de suture séro-séreuse (situés au-dessous de la tige mousse).

4° On fixe ensuite tout l'intestin hernié au péritoine pariétal pour fermer complètement la séreuse.

5° Au bout de quelques jours, on fait une petite ponction pour donner issue aux gaz.

6° Trois semaines après, on enlève au thermo-cautère, tout ce qui dépasse la paroi abdominale.

PROCÉDÉ DE RECLUS

C'est une variante de celui de Maydl. On fait l'incision cutanée à la cocaïne. On attire l'S iliaque au dehors et on perfore son mésentère avec une grosse sonde en caoutchouc durci. On applique un pansement antiseptique et au sixième jour, lorsque les adhérences sont établies, on ouvre largement l'intestin.

Appréciation.

Ces deux procédés ne sont applicables que dans les cas de cancer du rectum, et à la condition qu'il n'y ait pas urgence à ouvrir l'intestin.

Leur seul avantage, c'est d'empêcher absolument le passage des matières par le rectum. En revanche, ce procédé est long, en ce sens qu'il faut plusieurs jours pour que l'anus contre nature soit établi.

La technique de Maydl est plus longue que celle que j'ai décrite ; celle de Reclus expose à l'issue de l'intestin dans un effort quelconque (vomissement, toux, défécation, etc.).

INDICATIONS DE L'ENTÉROSTOMIE

TRAITEMENT DE L'OCCLUSION INTESTINALE

L'entérostomie est indiquée dans le cancer ou le rétrécissement inopérable du rectum, dans certaines malformations de cet organe; mais ces cas ne souffrent guère de discussion.

Il n'en est pas de même pour l'occlusion intestinale où l'indication est moins formelle. Le traitement de cette affection est en effet très varié; les médecins s'acharnent d'ordinaire à employer les purgatifs que les chirurgiens sont unanimes à rejeter. Le massage de l'abdomen a donné quelques succès, mais il ne saurait réussir lorsqu'il y a obstacle véritable. Les trois grandes méthodes actuellement en faveur sont l'électricité (procédé de Boudet, de Paris), l'entérostomie et la laparotomie.

L'électricité ne peut réussir qu'en cas de paralysie intestinale; toutes les fois qu'il y a obstacle matériel, elle est impuissante et dangereuse, je conseille donc de s'en dispenser le plus possible, ou du moins, de ne l'employer qu'avec modération et prudence.

La laparotomie est théoriquement très rationnelle; elle permet l'inspection de toute la cavité abdominale, et donne toute facilité pour détruire la bride, supprimer la tumeur ou établir un anus contre nature en connaissance de cause et dans le point le plus convenable.

Mais la laparotomie dure assez longtemps, elle nécessite le chloroforme et provoque fréquemment le collapsus; elle est moins utile qu'on ne le croit, car la résection de l'intestin, souvent indiquée (tumeur de l'intestin, invagination, gangrène), est des plus grave dans ces conditions tant à cause de sa longueur que de la difficulté opératoire (la distension de l'intestin rend à peu près inévitable l'issue des matières fécales). Pour les mêmes raisons, l'entéro-anastomose est également contre-indiquée quand on opère en pleine occlusion. Aussi est-il préférable de faire tout simplement l'anus contre nature secondaire, quand on constate des lésions nécessitant des opérations difficiles et graves. Ne vaudrait-il pas mieux faire l'entérostomie primitivement et épargner au malade les épreuves d'une laparotomie longue, dangereuse et inutile.

La laparotomie ne rend donc des services sérieux que lorsqu'il s'agit d'une bride qu'on peut couper, d'un corps étranger qu'on peut extraire par une simple incision, ou d'une torsion qu'on peut faire cesser facilement, mais l'entérostomie donne également un soulagement certain dans les mêmes conditions. On n'admet pas, en général, que cette opération soit utile contre les brides, cependant je possède une observation où l'entérostomie guérit un malade atteint d'occlusion par bride. J'en eus la preuve plus tard, le patient ayant succombé à une autre affection.

L'entérostomie est donc aussi bonne que la laparotomie dans les cas de bride, de corps étrangers, de torsion ; elle lui est supérieure dans tous ceux où cette dernière est impuissante (tumeur inopérable, cancer). L'entérostomie n'est vraiment inférieure à sa rivale que dans les cas de hernie intra-abdominale, où il est urgent de lever l'étranglement. En suivant la technique que j'indique pour l'entérostomie, on reconnaîtra bien vite la nature de la lésion, et on y remédiera par l'incision primitive latérale, ou par une nouvelle incision médiane.

En cas de gangrène par bride ou torsion, ou bien on constatera la lésion par l'incision latérale, et on y remédiera comme on a coutume de le faire, ou bien, si on la méconnaît, la situation du malade n'en sera pas aggravée, la mort étant constamment la conséquence des gangrènes intestinales intra-péritonéales à cause de l'infection et du collapsus.

Enfin, l'entérostomie est une opération très facile, rapide, bénigne, et qui ne nécessite pas le chloroforme ; on la fait à la cocaïne, qui paraît beaucoup mieux supportée par le patient.

Je conclus donc que l'entérostomie est, en toute hypothèse, la meilleure opération à opposer à l'occlusion. Si le malade survit, le cours des matières peut se rétablir spontanément, et la fermeture de la fistule se fait d'elle-même, ou bien on la ferme chirurgicalement, ce qui est facile. Si le cours des matières ne se rétablit pas, on peut, par une laparotomie secondaire, tardive, et faite cette fois dans de bonnes conditions, exécuter avec sécurité toutes les opérations nécessaires. Cette pratique, recommandée par Schede, me paraît très satisfaisante.

Technique de l'entérostomie pour occlusion. — On la fait dans la fosse iliaque droite. Même incision cutanée que pour la ligature de l'iliaque externe (environ 12 centimètres). Le péritoine ouvert, chercher le cæcum, et, s'il est distendu, l'attirer au dehors pour le suturer, comme il a été dit plus haut; s'il est affaissé, dévider l'intestin grêle en commençant par sa terminaison, et, arriver jusqu'à l'obstacle qu'on détruit, si la chose est facile; en cas contraire, prendre une anse en amont de l'obstacle, et la suturer à la paroi.

9° ÉTABLISSEMENT DE L'ANUS CONTRE NATURE PROPREMENT DIT (APRÈS RÉSECTION TOTALE)

On peut faire suivre une résection totale d'un procédé d'entérorraphie qui restaure la continuité du tube digestif, ou bien établir l'anus contre nature. On prendra ce dernier parti, si l'on veut terminer rapidement l'opération, si l'état général est mauvais, ou si l'on doute de la vitalité des parois intestinales.

a. SUTURE DES DEUX BOUTS A LA PEAU

Les anciens chirurgiens suturaient les deux bouts à la peau, et les unissaient entre eux par des sutures perforantes. Cette technique a de nombreux inconvénients : 1° je n'insiste pas sur les sutures perforantes qui inoculent la plaie, et qu'on devra remplacer par des sutures séro-séreuses ; 2° quand on opère pour hernie gangrenée, tout le sac et les tissus ambiants sont infectés, et on comprend les inconvénients d'enfermer dans la suture des tissus infectés ; 3° cette pratique s'oppose d'une manière absolue à la guérison spontanée, à cause du parallélisme des deux anses, de la longueur et de la saillie de l'éperon.

La technique suivante n'a aucun des inconvénients précédents; elle supprime absolument l'éperon.

b. ÉTABLISSEMENT DE L'ANUS CONTRE NATURE PAR ABRASION (Chaput).

1° On abrase la muqueuse avec des ciseaux sur la demi-circonférence postérieure de l'intestin, et sur une hauteur de près d'un centimètre.

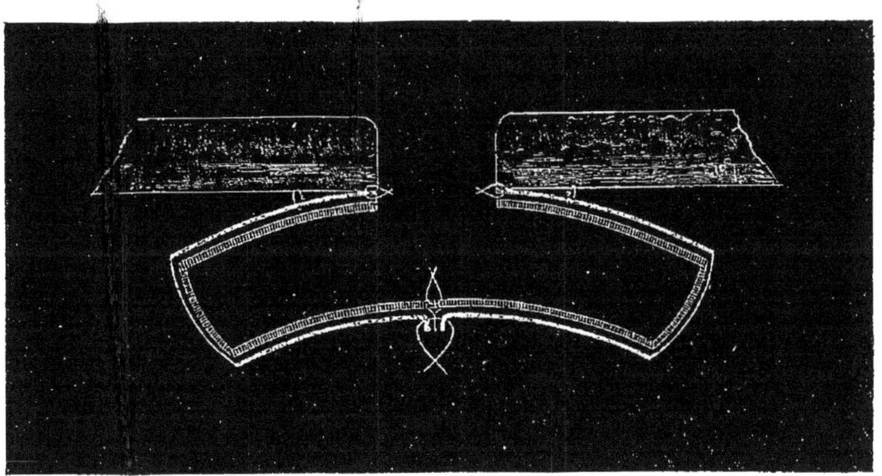

Fig. 49. — Établissement de l'anus contre nature. Suture par abrasion de la demi-circonférence postérieure.

2° On exécute d'abord une rangée de sutures par abrasion ; puis un autre étage de sutures muco-muqueuses sur toute l'étendue de la région abrasée (fig. 49).

3° Le reste de la circonférence intestinale est suturé au péritoine pariétal par des sutures séro-sé-

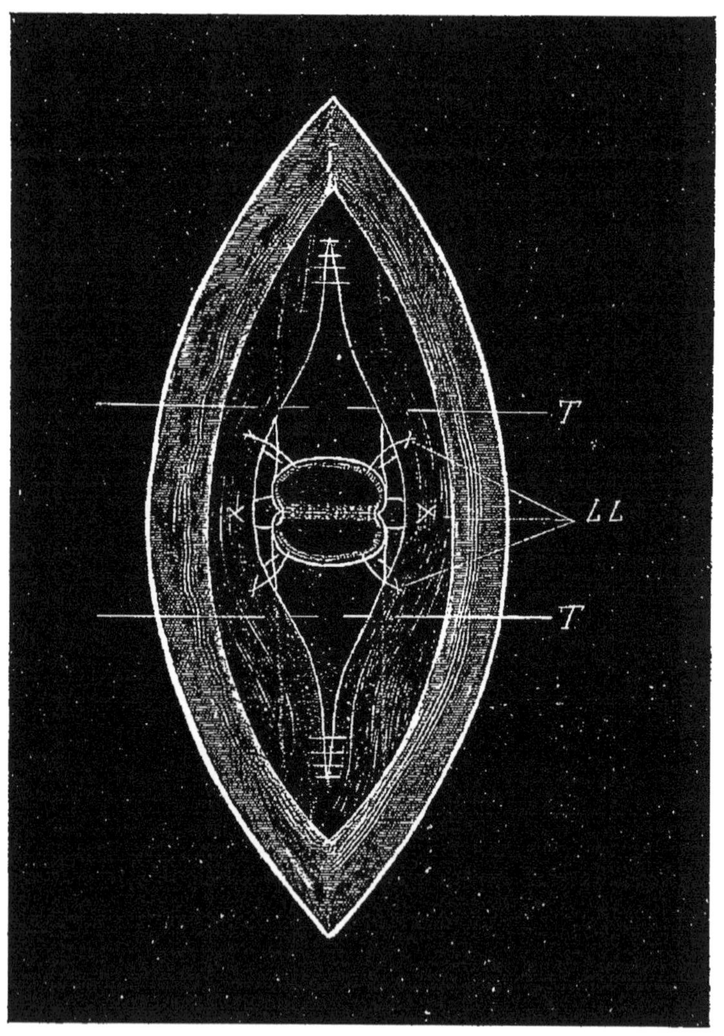

Fig. 50. — Établissement de l'anus contre nature. Sutures de l'intestin au péritoine pariétal.

L L, sutures latérales ; — T. T, sutures terminales.

reuses. Les sutures séro-séreuses terminales, placées à distance des bords, servent à rétrécir la plaie péritonéale, et donnent une direction rectiligne à l'intestin; cette précaution supprime l'éperon (fig. 50).

c. PAR SUTURES SÉRO-SÉREUSES

Lorsque la muqueuse est très saignante, et que l'hémostase en est difficile, il est préférable, au lieu

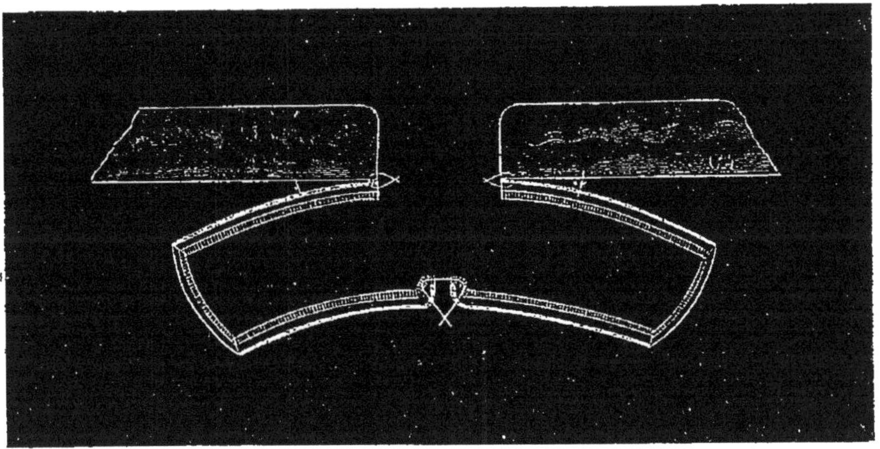

Fig. 51. — Établissement de anus contre nature. Suture séro-muqueuse de la demi-circonférence postérieure.

de faire l'abrasion, d'exécuter un plan de sutures séro-muqueuses pour la demi-circonférence postérieure de l'intestin (fig. 51). La demi-circonférence antérieure sera suturée comme il est indiqué dans la figure 50.

d. ENTÉRORRAPHIE LONGITUDINALE AVEC FISTULE

On exécute les premiers temps de l'entérorraphie longitudinale, comme il a été indiqué plus haut, mais, au lieu de fermer l'orifice terminal, on le laisse ouvert à l'extérieur, en totalité ou en partie, et on le suture au péritoine pariétal.

Ce dernier procédé est plus long que les deux autres, mais, il a l'avantage d'éviter la saillie de la paroi postérieure, qui se produit très souvent, dans les autres méthodes, sous l'influence de la pression abdominale, et vient jouer le rôle d'éperon ; ajoutons qu'il procure en quelques semaines la guérison spontanée de la fistule.

Appréciation.

Les opérations que je viens de décrire sont, en somme, des entérorraphies avec large fistule ; elles sont préférables aux entérorraphies complètes, lorsque l'on a besoin d'opérer vite, et que l'état des parois intestinales fait craindre pour la solidité des sutures[1].

L'opération se fait plus rapidement qu'une entéror-

1. Quand on comprime l'intestin avec des pinces il arrive souvent que les lèvres intestinales sont congestionnées, noirâtres, presque étranglées, c'est dans les cas qu'on peut redouter le sphacèle et l'insuffisance des sutures.

raphie, parce que la suture est moins étendue, et qu'on peut se contenter, à la grande rigueur, d'un seul étage de fils. L'immobilité de l'intestin fixé à la paroi, et l'orifice extérieur qui supprime la tension gazeuse, donnent une grande sécurité en protégeant indirectement les sutures.

Indications de l'anus contre nature et de la suture totale dans la hernie gangrenée.

Lorsqu'un malade atteint de hernie gangrenée est vieux, algide, presque en collapsus, il est préférable de faire l'anus contre nature, qui s'exécute plus rapidement et moins minutieusement.

Dans le cas contraire la suture totale est préférable.

En effet certains malades survivent un certain temps à l'anus contre nature et finissent par mourir des complications qu'il leur occasionne.

J'ai vu une malade mourir de son phlegmon stercoral qui avait décollé la paroi et occasionné une péritonite purulente. D'autres malades meurent de la déperdition de leurs matières alimentaires ; d'autres encore succombent à des diarrhées cholériformes. N'oublions pas les opérations multiples destinées à guérir l'anus contre nature et dont chacune peut amener la mort.

La suture totale ne donnera jamais de succès bien brillants dans le traitement des hernies étranglées, car le plus grand nombre des malades est empoisonné par les bactéries de l'intestin et succombe à une septicémie spéciale ; on peut évaluer à 80 p. 100 la mortalité que donne l'anus contre nature. La plupart des malades succombent dans les 48 heures qui suivent l'opération ; parmi ceux qui survivent davantage, un grand nombre succombent encore aux complications secondaires que j'ai signalées ; ce sont ces derniers qu'on pourrait sauver par la suture complète. (Voy. Thèse de *Marin*, Lyon, 1891. Traitement des hernies gangrenées par la résection et l'entérorraphie longitudinale.)

10° TRAITEMENT DE L'ANUS CONTRE NATURE ET DES FISTULES STERCORALES

L'anus contre nature est caractérisé par l'ouverture de deux bouts d'intestin à la paroi après destruction de toute une anse ; les fistules stercorales consistent en solutions de continuité n'affectant qu'une partie de la circonférence de l'intestin.

I. — Traitement de l'anus contre nature sans complications.

La plupart des chirurgiens conseillent d'attendre deux ou trois mois avant d'attaquer l'anus contre nature.

Je trouve ce précepte légitime quand il s'agit de cas favorables à la guérison spontanée, caractérisés par un éperon peu accentué, un infundibulum développé, un bout inférieur perméable, un orifice cutané étroit et non tapissé de muqueuse.

Mais pour tous les autres cas je pense qu'on peut intervenir dès que la santé générale est satisfaisante. Parfois, quand l'anus siège haut, l'intervention doit être faite d'urgence pour éviter l'affaiblissement du patient.

On peut attaquer l'anus contre nature sans complications soit par la méthode lente : A. *Entérotomie et anaplastie*; soit par la méthode rapide, B. *Entérotomie secondaire*, ou mieux par une autre opération en un temps, C. *Entérotomie intra-péritonéale* avec suture par abrasion des deux orifices.

A. Entérotomie et anaplastie.

Cette méthode comporte deux indications :
1° Rétablir le cours des matières ;
2° Oblitérer l'orifice cutané.

1° Rétablissement du cours des matières.

On le réalise par la destruction de l'éperon qu'on exécute par l'entérotome ou par la section en un temps.

a. Entérotome. — Dupuytren, en 1824, présenta son entérotome à l'Académie des sciences; c'est une longue pince à branches divergentes (branche mâle pleine et branche femelle creusée en gouttière) mues par une vis de rappel. On pince l'éperon entre les deux mors, on serre la vis, et au huitième ou dixième jour la section est terminée, l'instrument tombe de lui-même. On a inventé une multitude d'entérotomes : les seuls modèles recommandables sont la pince de Collin et la pince que j'ai fait construire (fig. 52 et 53).

J'ai formulé les règles suivantes pour l'application de l'entérotome. Le malade sera à jeun; on pincera 5 à 6 centimètres d'éperon; on n'emploiera l'entérotome que pour les éperons minces.

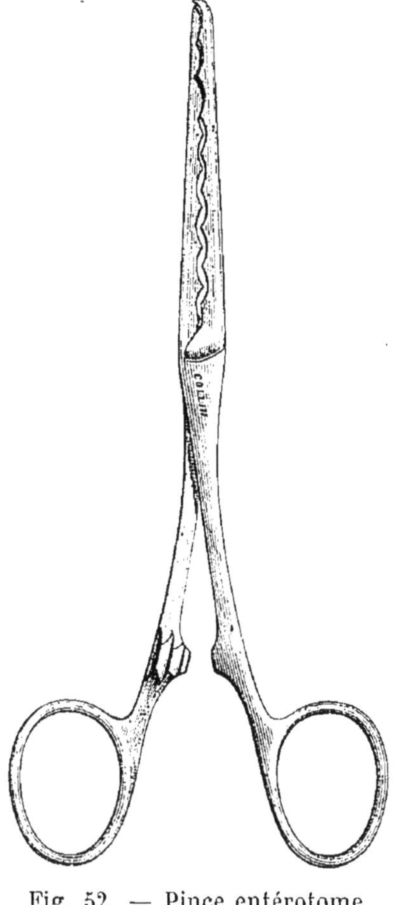

Fig. 52. — Pince entérotome de Collin.

L'entérotomie est contre-indiquée : 1° dans les anus à éperon divergent; 2° quand le bout inférieur est aminci, atrophié par inactivité simple; quand les deux bouts sont ramollis, friables (tuberculose du péritoine, lésions amyloïdes de l'intestin, mauvais états généraux); 3° quand l'éperon est épais (1 centimètre ou plus). (Chaput, *Étude sur la section de l'éperon*, *Arch. gén. de méd.*, 1890.)

b. Suture en un temps. — *Richelot* saisit l'éperon entre deux pinces à crémaillère, le coupe au bistouri et suture immédiatement les lèvres divisées.

Ce procédé est rapide et séduisant; mais il est inap-

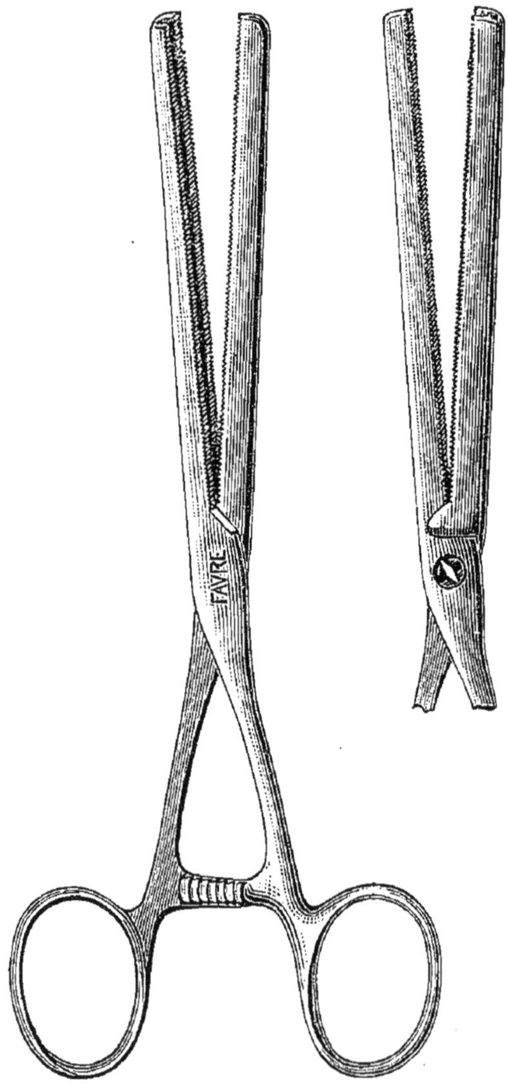

Fig. 53. — Pince entérotome de l'auteur.

plicable dans les anus étroits; dans un cas il m'a donné un insuccès mortel, une hémorrhagie eut lieu malgré la suture, un hématome du mésentère se développa, un point de suture ayant coupé, l'infection de l'hématome eut lieu et le malade mourut de septicémie sans péritonite.

2° Oblitération de l'orifice cutané.

Quand l'orifice est étroit on peut, après section de l'éperon, essayer de détruire la muqueuse par des cautérisations au fer rouge, au nitrate d'argent, au chlorure de zinc ; mais cette méthode échoue souvent. On est alors obligé de recourir aux opérations anaplastiques.

Il est indispensable, pour réussir, d'oblitérer séparément l'orifice intestinal et la paroi abdominale. Ce principe a été pour la première fois mis en lumière par Malgaigne, qui réalisa ainsi un progrès considérable.

Procédé de Malgaigne. — Malgaigne sépare l'intestin de la paroi sur une hauteur d'un demi-centimètre et exécute une rangée de sutures séro-séreuses. Suture distincte de la paroi (fig. 55).

Le décollement de Malgaigne est trop restreint, il faut le porter beaucoup plus loin. Ce procédé n'est pas toujours satisfaisant, car l'intestin éversé en dehors,

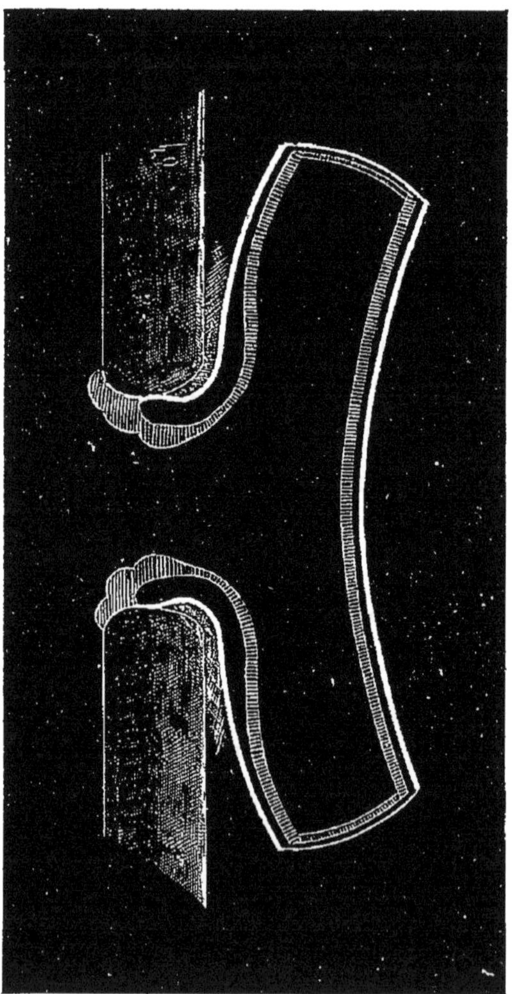

Fig. 54. — Anus contre nature schématique. Cette figure montre le renversement en dehors et l'épaississement de la musculeuse, conditions qui expliquent les difficultés que l'on rencontre pour exécuter correctement le procédé de Malgaigne.

épaissi, rigide, friable (fig. 54), ne se laisse pas toujours facilement retourner en dedans; il en résulte que les sutures trop tendues coupent et que l'opération échoue.

Il suffit pour s'en rendre compte de se reporter à la figure 54, sur laquelle on constate le renversement en dehors et l'épaississement de la muscu-

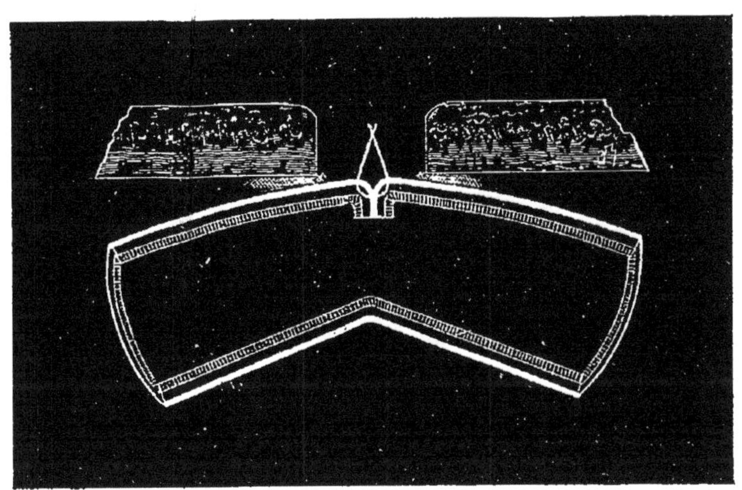

Fig. 55. — Réparation de l'anus contre nature par le procédé de Malgaigne (suture séro-séreuse).

leuse. Il est impossible dans ces conditions d'exécuter correctement le procédé de Malgaigne, à moins de réséquer la paroi sur une étendue considérable, mais alors on rétrécirait l'intestin d'une manière dangereuse.

Procédé de Denonvilliers. — Cet auteur décolle la muqueuse seulement, la rebrousse en dedans et la suture dans cette position (fig. 56).

Cette tunique est trop friable, elle se déchire presque toujours et la suture cède.

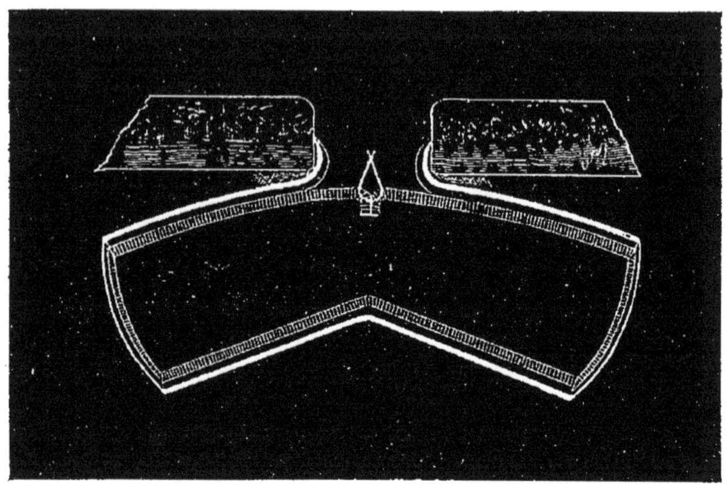

Fig. 56. — Réparation de l'anus contre nature par le procédé de Denonvilliers (Suture muco-muqueuse par inflexion).

Ce procédé est à rejeter complètement, il ne peut donner que des succès exceptionnels.

Suture par abrasion. Procédé de l'auteur[1].

1° Isolement de l'intestin. — Par une incision circulaire isoler l'intestin sur une hauteur de 2 centimètres environ.

2° Dissection de la muqueuse. — Avec une pince et des ciseaux on décolle la muqueuse de la muscu-

1. Chaput, *Nouvelles méthodes de traitement de l'anus contre nature.* (*Archives générales de médecine*, 1890.)

leuse sur une hauteur d'un centimètre. On en excise les portions exubérantes et on l'invagine en dedans.

3° Suture de la muqueuse. — On suture la muqueuse invaginée par des fils non perforants.

4° Suture par abrasion. — On fixe alors face interne

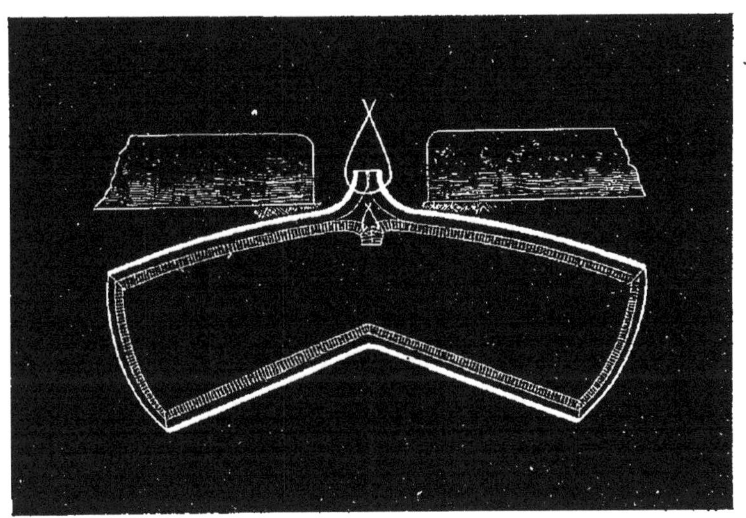

Fig. 57. — Réparation de l'anus contre nature par le procédé de l'abrasion (Chaput).

Suture muco-muqueuse et suture par abrasion.

contre face interne les musculeuses avivées par des sutures à points séparés (fig. 57).

5° Drain. — Il est bon de ne pas faire la suture intestinale hermétique; on laissera une fistule qui servira de soupape de sûreté et qui, grâce à un drain, évitera l'infection et la désunion de la plaie pariétale.

Cette fistulette se fermera d'elle-même en quelques jours.

Les avantages de cette méthode consistent :

1° A supprimer le bourrelet muqueux qui est des plus gênants et qui rend difficile la suture dans le procédé de Malgaigne ;

2° Il permet la réparation avec le minimum d'étoffe ;

3° Il évite le plus souvent l'ouverture du péritoine.

Ce procédé a été employé vingt et une fois ; il a donné deux morts indépendantes de l'opération, un insuccès. (Dayot père) et 18 guérisons (Chaput 7 cas, Tuffier 5, Polaillon 3, Ricard 1, Hue de Rouen 1, Villar de Bordeaux 1.)

Procédé de Polano-Czerny-Trélat. — Il consiste à séparer l'intestin de la paroi et à ouvrir largement le péritoine, ce qui permet de faire la suture sur une séreuse saine et plus apte à la soudure.

Cette méthode exige beaucoup d'étoffe ; elle n'est pas applicable aux grands orifices, car elle rétrécirait considérablement l'intestin.

B. Entérectomie secondaire.

Les premières observations d'entérectomie ont été des cas mortels (Roux, 1828 ; Hüter 1876), ou des échecs (Kinloch 1863).

La méthode prit tout à coup un essor considérable

sous l'influence du mémoire de Rydygier, qui rapportait 18 cas avec une mortalité de 33 p. 100.

Les chiffres d'entérectomie augmentent peu à peu dans les mémoires de Julliard, Bergmann, Bouilly, Barette, Pollosson, Heimann, Reichel, Makins, Hertzberg, Hœnel; enfin Gœtz rapporte 77 observations avec une mortalité de 32 p. 100, 7 p. 100 de fistules, 59 p. 100 de guérisons rapides et radicales. En facde cette mortalité considérable, nous voyons que l'entérotomie avec anaplastie a donné d'après Gœtz sur 44 cas, 35 guérisons (76 p. 100), 8 résultats nuls (20 p. 100), 1 mort (2 p. 100).

Ces chiffres suffisent pour condamner absolument l'entérectomie appliquée aux anus contre nature sans complication.

Causes d'échec de l'entérectomie.

Elles tiennent en un mot; ce sont des fautes de technique. On a employé constamment la suture circulaire dont nous avons vu les difficultés (région mésentérique) et les dangers (rétrécissement de l'intestin). Ajoutons que l'opération est longue, à cause des adhérences très vasculaires de l'anus avec la paroi. En outre, le bout supérieur est épaissi, friable, tandis que le bout inférieur est souvent rétréci et aminci; ce sont autant d'obstacles à une suture correcte.

C. Entérotomie intra-péritonéale combinée a l'oblitération des deux orifices. — Procédé de l'auteur.

On peut reprocher à l'entérotomie ses nombreuses contre-indications et la longueur du traitement qui nécessite souvent plusieurs séances opératoires ; d'autre part l'entérectomie secondaire présente une gravité considérable dont j'ai indiqué les causes.

Ces raisons justifieront, je l'espère, la création d'un nouveau procédé personnel que j'expose ici.

Technique de l'entérotomie intra-péritonéale combinée à oblitération des deux orifices.

a. Entérotomie intra-péritonéale.

1er temps. Incision de la paroi. — Faire à deux travers de doigt au-dessus de l'anus contre nature une incision parallèle à l'arcade crurale. Reconnaître les deux bouts adhérents à la paroi. Au besoin si l'on manque d'espace, ajouter une seconde incision perpendiculaire à la première.

2° Entérotomie intra-péritonéale. — Cette opération consiste à faire une fente longitudinale de 4 à 5 centimètres sur les deux bouts, à deux ou trois travers de doigt au-dessus de l'anus contre nature ; et à exécuter la suture comme dans l'entéro-anastomose[1].

1. Voir les détails opératoires à l'Entéro-anastomose.

3° Suture de la plaie abdominale.

b. Oblitération des deux orifices (suture par abrasion. — Disséquer les deux bouts sur une hauteur de 2 centimètres; décoller la muqueuse aux ciseaux, faire une suture muco-muqueuse et une suture par abrasion sur les musculeuses avivées.

J'ai employé cette méthode dans un seul cas (observation de Reclus et Chaput).

II. — Traitement de l'anus contre nature compliqué.

Il est classique de conseiller l'entérectomie secondaire dans les quatre conditions suivantes :

1° Échec répété des méthodes anciennes;

2° Anus contre nature siégeant très haut, d'où affaiblissement du malade;

3° Lorsque l'entérotome est mal supporté (vomissements, ballonnement, fièvre);

4° Rétrécissement ou oblitération du bout inférieur.

Étant donnés les difficultés et les dangers de l'entérectomie je préfère l'entérotomie intra-péritonéale dans les trois premiers cas. Lorsqu'il y a simple rétrécissement du bout inférieur, je conseille encore cette opération.

Mais lorsque le bout inférieur est oblitéré, il est indispensable avant de faire l'entérotomie intra-péritonéale, de s'assurer que ce bout n'est pas trop aminci, ce qui rendrait l'opération très dangereuse. S'il en était ainsi, on imiterait la conduite de Gaillard qui ouvre d'un coup de ciseaux le bout inférieur et le fixe à la peau, à côté de l'autre. A l'aide d'injections alimentaires on peut rendre au bout inférieur son calibre et son épaisseur et exécuter ensuite sans inconvénients l'entérotomie intra-péritonéale.

5° **Quand l'anus contre nature siège à l'ombilic, sur le côlon transverse avec rétrécissement du bout inférieur.** — L'entérectomie est impossible à cause de l'inégalité de calibre et de la brièveté du mésentère qui empêche le contact immédiat des deux bouts. L'entérotomie intra-péritonéale est également impossible. On emploiera l'entéro-colostomie iliaque.

6° **Quand le bout inférieur est imperméable par le fait d'un obstacle matériel** tel que rétrécissement, tumeur de l'intestin ou tumeur extérieure à cet organe, il est indiqué de supprimer l'obstacle; si la chose est impossible, établir une entéro-colostomie iliaque (à la condition toutefois que l'obstacle ne siège pas plus haut que l'S iliaque).

7° **En cas d'invagination irréductible**, il faudrait appliquer une pince à crémaillère à la base de la tumeur, la réséquer, et fixer ensuite le cylindre intérieur à la peau par une série de sutures après avoir supprimé les derniers vestiges du cylindre extérieur.

III. — Traitement des fistules stercorales simples.

Les fistules stercorales à trajet étroit et non tapissé de muqueuse (*fistules tubulaires*) ont la plus grande tendance à guérir spontanément ; il suffit de les panser proprement, d'y faire des injections boriquées pour en enlever les matières et d'y mettre des mèches de gaze iodoformée. On les comprimera par une boulette d'ouate fixée par une longue bande de diachylon. Le malade prendra un lavement tous les jours et on lui recommandera de boire peu, de s'abstenir de potages, de légumes, de fruits. Toute fistule tubulaire qui résiste à ce traitement est le siège d'une complication qu'on devra rechercher et trouver.

Pour les fistules tapissées de muqueuse (fistules labiées), au lieu d'opérations réglées, je conseille l'abrasion de la muqueuse aux ciseaux, au bistouri ou à la curette, ou bien les caustiques (cautérisation au fer rouge, au chlorure de zinc à 10 p. 100). Une fois la muqueuse détruite, la fistule guérira avec les précautions indiquées plus haut. On ira, en cas d'échec, à la recherche de l'orifice intestinal qu'on isolera et qu'on suturera par un double plan séro-séreux.

IV. — Traitement des fistules stercorales compliquées.

1° Les larges fistules avec éperon seront considérées comme de vrais anus contre nature et traitées comme tels.

2° Les fistules qui s'accompagnent de rétrécissement ou d'oblitération du bout inférieur comportent les mêmes indications que les anus contre nature qui présentent ces complications.

3° Les fistules qui siègent sur un intestin tuberculeux ou cancéreux indiquent soit la résection de l'organe quand elle est possible, soit en cas contraire l'entéro-anastomose (Comte, Richmond, Boiffin).

4° Les fistules à court trajet sont très rebelles; il faut ouvrir largement le péritoine et mettre deux étages de Lembert sur l'orifice.

5° Les fistules pyo-stercorales ont été traitées avec succès par Verneuil à l'aide de débridements au thermocautère, transformant une cavité anfractueuse en plaie plate; il ne restera ensuite qu'une fistule simple ou compliquée dont nous connaissons le traitement. Horteloup, Trélat, Julliard ont dans des cas semblables ouvert le péritoine et suturé directement la fistule.

6° Fistules ouvertes dans le vagin. — Lorsque le bout inférieur fonctionne, on les traitera comme les fistules vésico-vaginales, par la méthode américaine.

Si le bout inférieur ne fonctionne pas et s'il existe un éperon bien net, on appliquera l'entérotome.

S'il n'existe pas d'éperon, aux procédés de Casamayor[1] et de Verneuil[2] on préférera le suivant.

Entéro-anostomose recto-intestinale par le procédé de la pince. Procédé de l'auteur.

Avec une sonde d'homme introduite dans la fistule, on déprime l'intestin en arrière de façon à faire une saillie dans le rectum.

On saisit cette saillie à l'aide d'une pince à longs mors introduite par le rectum, qui fera office d'entérotome en mortifiant simultanément les parois intestinales et rectales (fig. 58).

On peut faire la même manœuvre en sens inverse, refouler la paroi rectale du côté de l'intestin, et introduire la pince par le vagin dans la fistule où elle sai-

1. Casamayor établit une communication entre la fistule et le rectum à l'aide d'une pince spéciale. La construction de cet instrument est très difficile.

2. *Verneuil* conseille de perforer la cloison iléo-rectale, puis la cloison recto-vaginale avec un trocart courbe qui sert à passer un tube de caoutchouc dont les deux chefs sortent par le vagin; on serre le caoutchouc qui coupe les tissus et établit une communication entre l'intestin et le rectum.

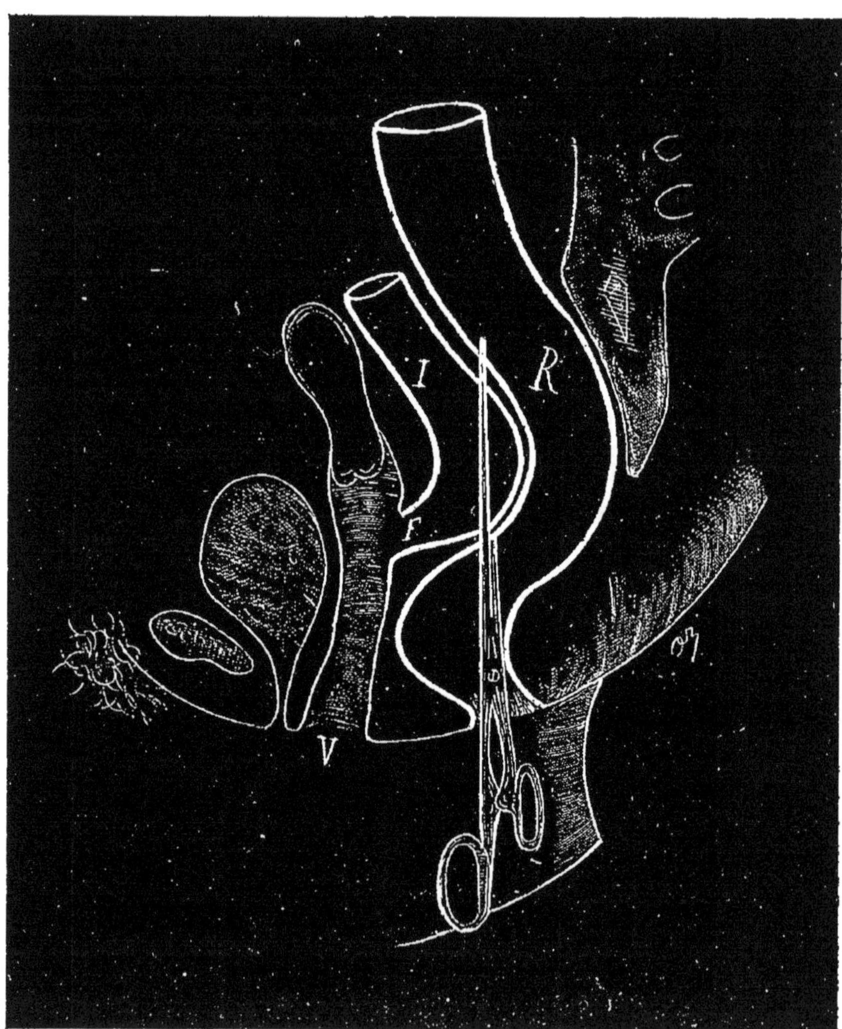

Fig. 58. — Entéro-anastomose recto-intestinale par le procédé de la pince (Chaput).

R, rectum ; — I, intestin ; — F, fistule ; — V, vagin.

sira l'ampoule recto-intestinale. A la chute de la pince la communication sera établie entre l'iléon et le rectum; on pourra dès lors sans inconvénients fermer la fistule vaginale par le procédé américain.

7° **Fistules intestino-utérines.** — Ces fistules guérissent spontanément quand elles ne sont pas compliquées d'abcès pelviens, de tuberculose ou de cancer, à la condition toutefois que le bout inférieur fonctionne. On facilitera la guérison par la dilatation et le tamponnement iodoformé de l'utérus.

Si le cours des matières ne se rétablit pas, la seule thérapeutique rationnelle consisterait à anastomoser le bout supérieur au cæcum.

Roux fit une laparotomie dans un cas de ce genre (anus iléo-vaginal) et voulut suturer ensemble les deux bouts après décollement; une faute opératoire enleva son malade.

8° **Fistules vésico-intestinales.** — Elles peuvent être traitées par la sonde à demeure. Chez la femme on a pu dilater l'urèthre et cautériser la fistule.

On les a encore attaquées par la taille hypogastrique suivie de suture. Ce procédé ressemble aux procédés anciens d'occlusion des anus contre nature, dans lesquels on suturait la peau sans toucher à l'intestin; je ne la crois pas destinée à un grand avenir. On a encore conseillé la dérivation des matières (colotomie,

Duménil, etc.), mais le remède ne vaut guère mieux que le mal.

Je préférerais l'entéro-anastomose, opération simple, bénigne, efficace. Elle a été faite avec un demi-succès par Comte et avec un succès complet par Boiffin.

11° — TRAITEMENT DES PLAIES DE L'INTESTIN.

Le traitement des plaies de l'intestin est une question délicate et encore aujourd'hui très controversée. Actuellement personne ne préconise plus l'expectation à outrance; M. Reclus lui-même a formulé des restrictions à l'expectation, et dans la séance de la société de chirurgie du 11 juin 1890, il admet que la laparotomie est indiquée :

1° Quand l'intestin fait hernie à travers la plaie abdominale et que la plaie intestinale est facilement accessible.

2° Toutes les fois qu'il y a hémorrhagie continue ou hémorrhagie interne.

3° Quand par la percussion on peut établir que la perforation intestinale n'était pas suffisamment oblitérée pour empêcher l'issue des gaz dans le péritoine.

4° Dans les gros traumatismes tels que coups de pied de cheval.

5° Quand la péritonite est confirmée ; cette indication n'est pas formelle, la guérison pouvant encore survenir.

En dehors des conditions précédentes, M. Reclus conseille l'expectation. Il s'appuie :

1° Sur des expériences qui lui ont prouvé la fréquence relative de la guérison spontanée;

2° Sur de nombreuses observations humaines de guérison, pour lesquelles la pénétration n'est pas douteuse ;

3° Sur les chiffres de Stimson qui attribuent une mortalité sensiblement égale à l'intervention et à l'expectation.

Les interventionnistes, en tête desquels se trouve M. Terrier, répondent que la guérison spontanée est rare, qu'une laparotomie est en elle-même une opération bénigne, et que mieux vaut à tout prendre faire une intervention inutile, que de la négliger quand elle est indispensable.

J'incline pour ma part vers la doctrine de Terrier et je fais remarquer à M. Reclus:

1° Que l'expectation donne chez le chien une mortalité effroyable;

2° Que si M. Reclus a recueilli un grand nombre d'observations (humaines) de guérison spontanée, il faudrait avoir en regard le chiffre complet des morts par expectation;

3° Que les chiffres de Stimson ne prouvent pas en faveur de l'expectation, puisque des deux côtés la mortalité est à peu près la même; et d'autre part j'affirme que toutes les fois que la laparotomie échoue, c'est qu'elle a été faite trop tard ou qu'on a commis des fautes opératoires, telles que : oubli d'une perforation, mauvaise suture, ou suture occasionnant un rétrécissement marqué. Inversement, quand laparotomie sera faite de bonne heure (dans les 4 heures) et avec une bonne technique, elle donnera des guérisons constantes, s'il n'y a pas de lésions trop considérables.

Pour fournir la démonstration des mes opinions, je me suis adressé à l'expérimentation qui m'a donné sur 46 cas, une mortalité de 66 p. 100 pour l'expectation même quand il n'y avait qu'une seule plaie linéaire à l'intestin et sur des animaux à jeun[1].

L'intervention m'a donné tout d'abord de mauvais résultats qui s'expliquent par la difficulté d'une technique correcte sur l'intestin du chien qui est trop petit (toutes les sutures à deux étages rétrécissent le calibre de l'intestin) et qui de plus est rigide et friable (aussi les sutures coupent très souvent les tissus et deviennent insuffisantes).

Pour remédier à l'insuffisance des procédés connus, j'ai imaginé une nouvelle opération, la *greffe intestinale*, qui consiste à obturer les perforations avec une anse saine. On peut ainsi exécuter des sutures à deux étages sans rétrécir l'intestin.

1. Chaput, *Étude expérimentale sur le traitement des plaies de l'intestin chez le chien*. Société de chirurgie, 1891-92. Rapport par M. G. Marchant. Voir aussi *Archives gén. de médecine* (1892).

La greffe intestinale donne 100 p. 100 de guérison à la condition de ne pas attendre plus de trois quarts d'heure.

3 greffes immédiates ont donné 3 guérisons;

10 greffes après demi-heure sur l'animal à jeun, ont donné 10 guérisons;

5 greffes après demi-heure sur l'animal, en pleine digestion, ont donné 5 guérisons;

Total 18 cas, 18 guérisons.

Ainsi donc la laparotomie même faite en pleine digestion n'aggrave pas le pronostic du moins chez le chien.

Lorsque la greffe intestinale est faite après 3/4 d'heure, le pronostic devient sombre.

Sur 7 cas, 4 morts (58 p. 100) et 3 guérisons (42 p. 100).

Je dois dire cependant que j'ai guéri des animaux même après 2, 3 et 4 heures d'expectation.

On ne s'étonnera pas que le délai soit aussi court chez le chien, si l'on considère que la plupart des animaux meurent 12 ou 15 heures après une perforation intestinale traitée par l'expectation. L'homme survit en général 2 ou 3 jours, cela prouve que le délai doit être beaucoup plus long.

Je pense que si l'on opérait chez l'homme dans les quatre heures qui suivent la blessure, et dans de bonnes conditions, on aurait une statistique presque sans mortalité.

Technique de la laparotomie pour plaie de l'intestin.

Lorsque la perforation est douteuse, Senn conseille d'introduire une canule dans le rectum, et d'insuffler de l'hydrogène ; le gaz parcourt l'intestin, s'échappe par la perforation et sort enfin par la plaie abdominale où on peut l'enflammer.

J'ai répété cette expérience sur le chien et j'ai constaté que l'hydrogène ne pouvait franchir la valvule iléo-cæcale que sous une pression très élevée, susceptible de provoquer des ruptures intestinales au niveau des plaies incomplètes, ou de rompre les adhérences commençantes. Je repousse donc absolument ce moyen.

Je conseille de chercher la pénétration avec une sonde cannelée bien désinfectée, et en prenant les mêmes précautions que pour une laparotomie, chercher s'il y a pénétration. Si le résultat est négatif, on fera une incision de quelques centimètres et on s'assurera *de visu* de l'état du péritoine.

Une fois le diagnostic établi, on procède à la laparotomie proprement dite.

1° Incision de la paroi. — L'incision médiane est seule admissible ; elle seule permet d'explorer tous les organes et d'agir partout.

2° Exploration de l'intestin grêle. — Je conseille de commencer l'exploration par la première anse qui se présente. On la tire au dehors et on la soulève en perforant son mésentère à l'aide d'une sonde cannelée qu'on pose à cheval sur l'incision abdominale. On dévide d'abord toute la partie de l'intestin grêle située en haut de la sonde cannelée; puis toute la partie située en bas. Ce dévidement se fait progressivement; aussitôt qu'une anse de 10 à 15 centimètres a été examinée, on la réduit, en continuant l'exploration toujours dans le même sens, jusqu'à ce qu'on arrive soit au duodénum, soit au cæcum. L'examen sera fait avec soin; le chirurgien et son aide regarderont chacun de leur côté la surface de l'anse qu'on déroule afin qu'aucune perforation ne puisse échapper.

Lorsqu'on en rencontre une, il faut l'oblitérer temporairement avec une pince en cœur à crémaillère (pour ne pas écraser les tuniques) et continuer l'exploration, on reprendra ensuite une à une chaque pince lorsqu'il s'agira de faire les sutures. Si l'on n'a pas les pinces en question, on suturera les perforations au fur et à mesure.

3° Toilette du péritoine. — Avant et après les sutures il faut faire la toilette du péritoine. J'ai essayé des lavages antiseptiques et aseptiques sous toutes les formes, et sans succès; par contre, j'ai obtenu les meilleurs résultats du nettoyage avec des éponges sèches aseptiques. Ce procédé étant très simple et parfaitement satisfaisant, je lui donnerai la préférence.

4° De la conduite à tenir en cas d'hémorrhagie. — Quand l'hémorrhagie est considérable, il faut agrandir rapidement l'incision mediane, relever l'épiploon et faire la compression digitale de l'aorte, comme le recommande Senn; puis sortir tout l'intestin grêle sur une grande serviette aseptique et explorer le mésentère. En agissant autrement on perd un temps précieux et le blessé meurt entre les mains du chirurgien. Une fois l'hémostase faite, on réduit l'intestin, et on commence l'exploration comme il a été dit plus haut.

Oblitération des perforations.

1° Petite plaie tangentielle sur le bord convexe. — Il suffit de placer deux étages séro-séreux à points séparés, et parallèlement au grand axe de l'intestin pour le rétrécir moins.

2° Large plaie tangentielle du bord convexe. De la greffe intestinale simple. — Avec une plaie qui mesure plus du quart de la circonférence de l'intestin, lasuture à deux étages amène un rétrécissement très considérable.

Je conseille d'employer ici la greffe intestinale

(procédé personnel) qui m'a donné d'excellents résultats chez le chien. Ce procédé consiste à oblitérer la perforation avec une anse saine (fig. 59).

Voici comment on l'exécute :

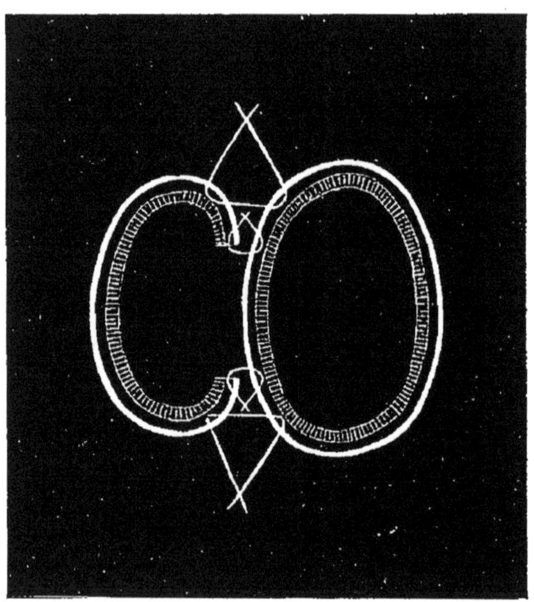

Fig. 59. — Greffe intestinale simple pour une large perforation (Chaput).

Il ne faut pas choisir une anse quelconque, mais l'anse blessée elle-même, afin d'éviter les brides péritonéales.

On met en regard de la perforation un point de l'anse blessée, situé à 15 ou 20 centimètres au-dessus ou au-dessous de la plaie intestinale. Il s'agit maintenant d'oblitérer la perforation par des sutures réunissant les deux anses et passant en avant.

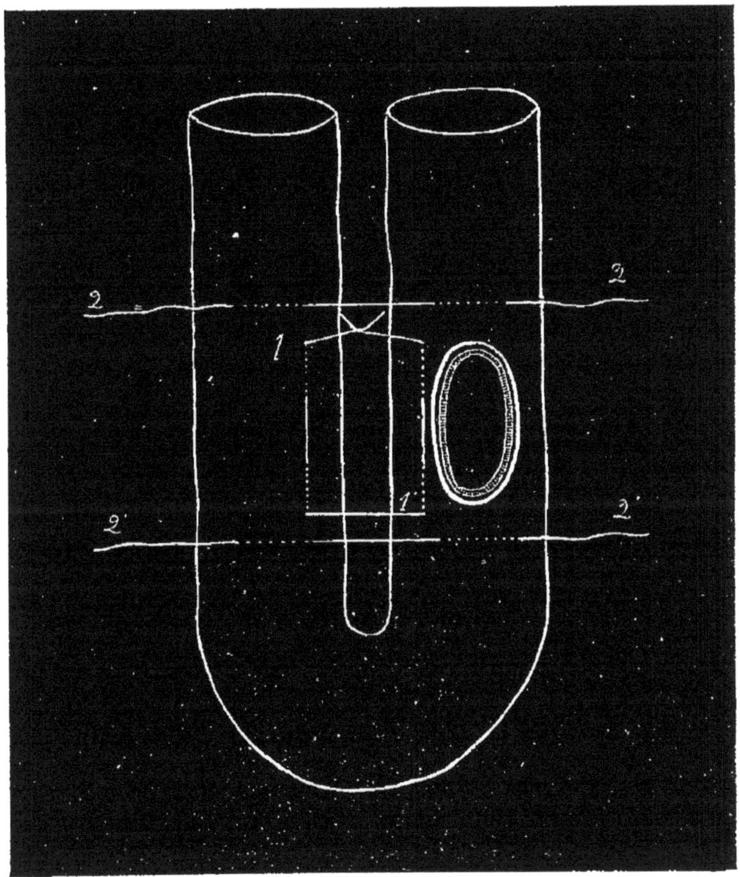

Fig. 60. — Greffe intestinale simple pour une large perforation (Chaput).

1, suture postérieure ; — 2, 2, suture supérieure ; — 2', 2', suture inférieure.

en arrière, en haut et en bas de l'orifice en question.

Commençons par les sutures postérieures ; elles sont

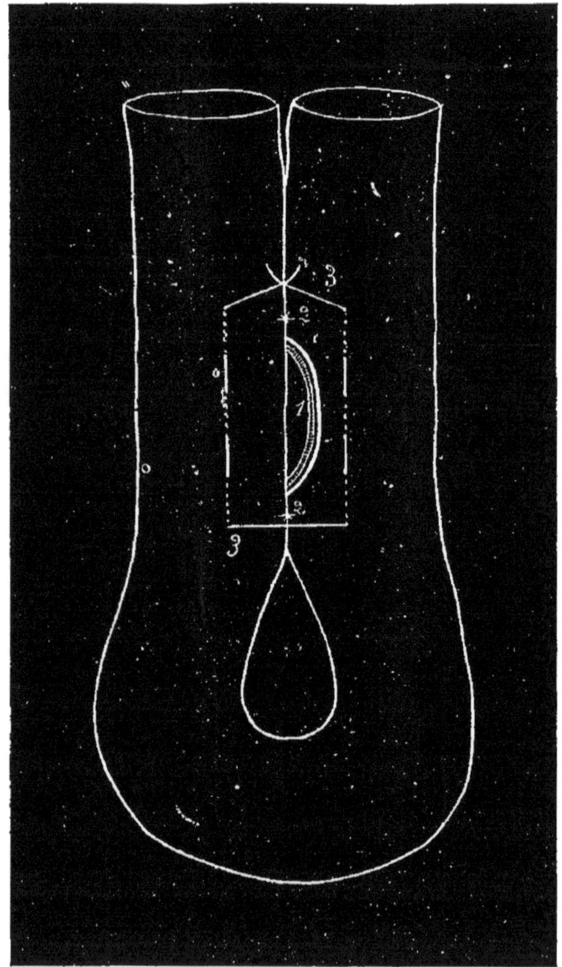

Fig. 61. — Greffe intestinale simple pour une large perforation (Chaput).

1, perforation à moitié cachée par l'application des premières sutures ; — 2, 2, sutures supérieure et inférieure ; — 3, suture antérieure.

placées parallèlement au grand axe de l'intestin, car autrement on serait obligé d'employer trop d'étoffe.

Chaque fil est passé dans la lèvre postérieure de la perforation, puis dans un point symétrique de l'anse intacte. On place deux étages de suture pour cette lèvre (fig. 59).

On met également deux étages de suture en haut et en bas de la perforation, et sur des points symétriques de l'anse saine. Ces fils sont perpendiculaires au grand axe de l'intestin.

On termine par les sutures antérieures qu'on exécute identiques aux postérieures et toujours sur deux plans (fig. 61).

La greffe intestinale est rapide, facile et beaucoup plus bénigne que la résection totale.

3° Double perforation à égale distance du bord convexe et du bord mésentérique. Double greffe intestinale. — Ici encore je repousse la résection totale et je conseille chez l'homme, si les perforations ne sont pas trop considérables, d'oblitérer l'une par suture séro-séreuse à deux étages, l'autre par la greffe intestinale.

Si les deux perforations sont larges, je recommande la double greffe intestinale; sur la perfora-

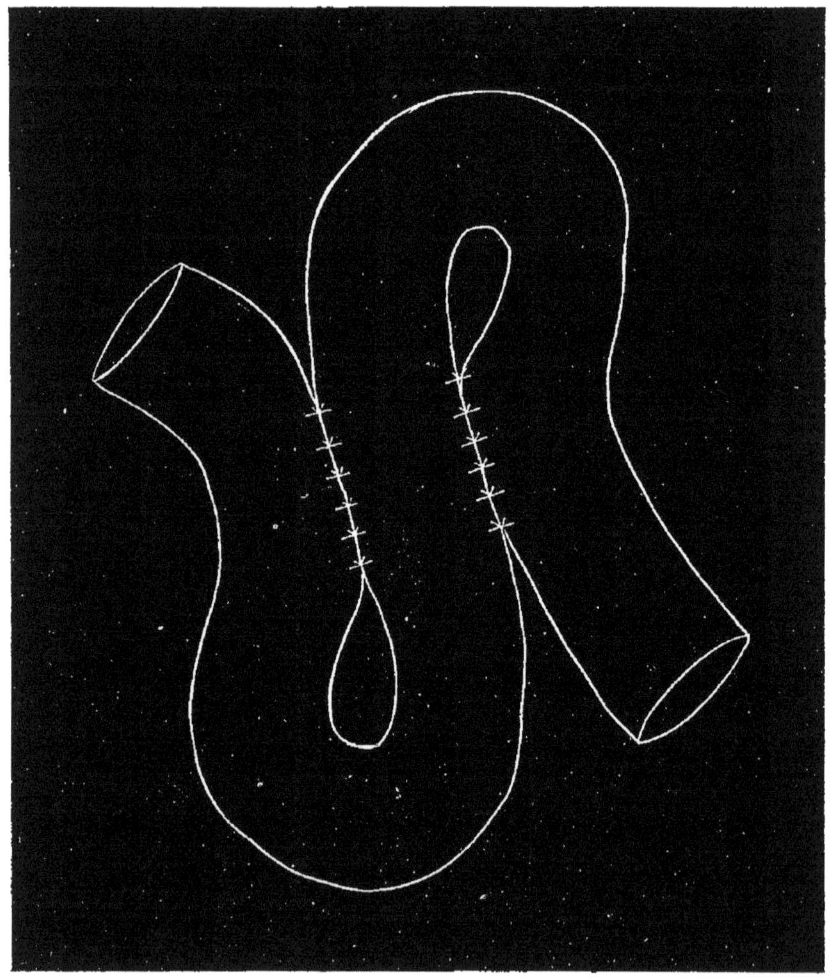

Fig. 62. — Double greffe intestinale, opération terminée.

tion de droite on applique la partie supérieure de l'anse, comme il a été dit plus haut; sur la perforation de gauche on applique la partie inférieure. Il en

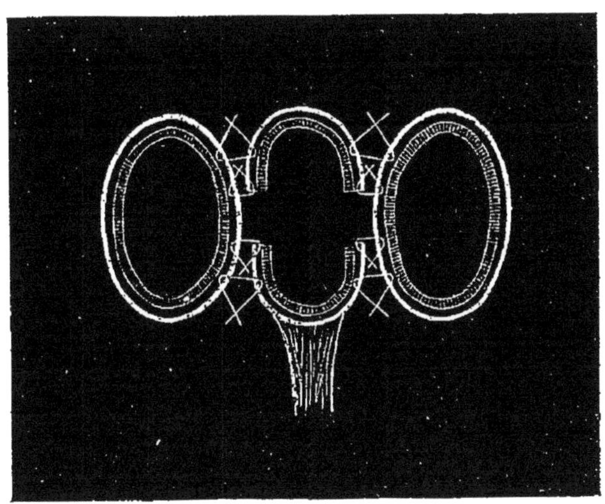

Fig. 63. — Double greffe intestinale, coupe.

résulte que l'anse opérée a l'aspect d'une *S* italique (fig. 62 et 63).

4° Deux perforations très rapprochées. — Il faut exciser le pont de tissus qui les sépare et se comporter comme pour une large plaie tangentielle.

5° Perforation unique au voisinage du mésentère. — Dans ces conditions il est impossible de placer les sutures postérieures sur l'intestin luimême, faute d'espace.

Je recommande de prendre dans les sutures postérieure, supérieure et inférieure le tissu même du mésentère, à la condition toutefois de ne pas perforer les vaisseaux importants avec l'aiguille.

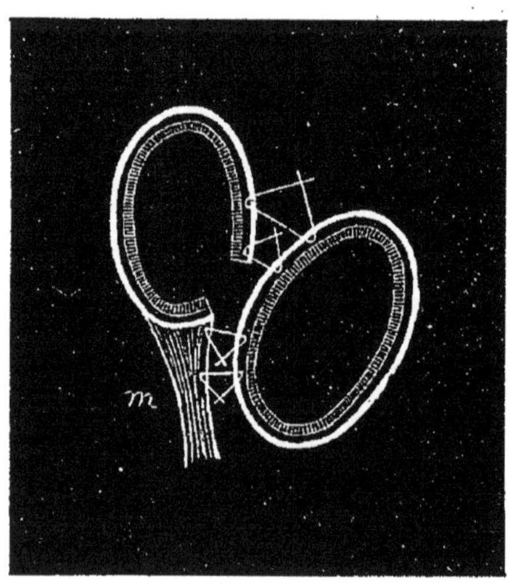

Fig. 64. — Greffe intestinale simple pour une perforation unique au voisinage du mésentère. Les fils postérieurs sont passés dans l'épaisseur du mésentère.

6° Double perforation au voisinage du mésentère ou perforation unique ayant désinséré le mésentère. — On peut ici ou bien faire la résection totale suivie de suture, ou bien employer la double greffe intestinale. Il suffira d'appliquer deux anses de chaque côté du mésentère, et, pour les sutures postérieure, supérieure, inférieure, de passer les fils dans le tissu du mésentère, comme nous l'avons dit plus haut.

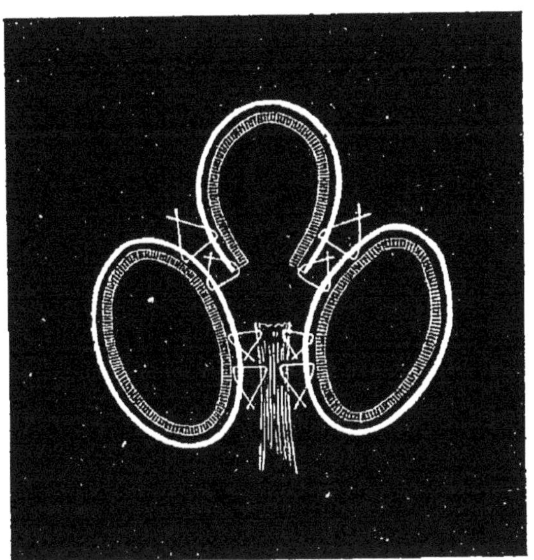

Fig. 65. — Plaie unique ayant désinséré le mésentère. Double greffe intestinale. Les fils postérieurs sont passés dans l'épaisseur du mésentère.

7° Plaies du gros intestin. — Si la plaie est unique et petite, suture simple ; si elle est très large, on l'oblitérera avec l'anse grêle la plus proche. Les plaies doubles seront traitées comme celles de l'intestin grêle.

On pourrait reprocher à la greffe intestinale d'exposer à l'occlusion ultérieure une anse saine pouvant s'engager dans l'anneau de l'anse opérée. Ce danger me paraît improbable, car le mésentère se soude ordinairement à la partie postérieure de la région opérée, tandis que l'épiploon adhère en avant; il n'existe donc pas d'orifice dans lequel une anse saine puisse s'engager.

III. — OPÉRATIONS SUR LE RECTUM

1° SUTURE DU RECTUM APRÈS RÉSECTION DANS LA CONTINUITÉ PAR LA MÉTHODE DE KRASKE

La suture intestinale est difficile à exécuter pour la demi-circonférence du rectum qui regarde le pubis.

Le procédé le plus simple consiste à piquer avec l'aiguille courbe la tranche de la musculeuse du bout supérieur, à sortir sur la séreuse et à suivre le même trajet en sens inverse sur le bout inférieur; faire le nœud en dedans. Recouvrir cette première rangée de sutures d'un second étage muco-muqueux.

Pour la demi-circonférence la plus rapprochée de l'opérateur, faire un premier plan séro-muqueux et un second séro-séreux.

2° IMPERFORATION DE L'ANUS AVEC BRIÈVETÉ ANORMALE DU RECTUM. — PROCÉDÉ PERSONNEL

Dans une observation personnelle, n'ayant pu atteindre le rectum par le périnée, je fis une incision verticale dans la fosse iliaque gauche et suturai l'S iliaque à la paroi abdominale, puis l'incisai. J'introduisis alors une sonde d'enfant dans le rectum de haut en bas et j'essayai, mais vainement, de faire proéminer le rectum dans la plaie périnéale.

Après avoir réséqué le coccyx et un ou deux centimètres du sacrum, je sentis le bout de ma sonde : j'incisai l'ampoule rectale. Mais il fut impossible d'en attirer les parois jusqu'à la peau. Je passai un tube de caoutchouc par l'anus périnéal et l'anus iliaque, et j'en nouai les deux bouts, afin que l'orifice inférieur ne pût s'oblitérer. L'enfant vécut plus de deux mois, mais, mal soigné, mourut de diarrhée. Dans un cas de ce genre je n'hésiterais pas, à l'avenir, à faire les mêmes manœuvres pour trouver le rectum, mais, au lieu de conserver l'anus iliaque, je suturerais immédiatement l'intestin par deux plans séro-séreux.

3° RÉTRÉCISSEMENT DU RECTUM. — PROCÉDÉ DE PÉAN

Ce procédé consiste dans l'application de la méthode d'Heineke-Mikulicz (pour rétrécissement du pylore) aux rétrécissements rectaux.

Il consiste essentiellement à fendre le rétrécissement longitudinalement, puis, écartant un peu les lèvres de la plaie, leur donner l'aspect d'un losange dont on suture les bords contigus, si bien qu'à la fin de l'opération l'angle supérieur du losange se trouve suturé à l'angle inférieur.

Comme technique, je renvoie à celle de l'entérorraphie circulaire avec fente (page 42).

IV. — OPÉRATIONS SUR LA VÉSICULE BILIAIRE

CHOLÉCYSTOTOMIE

Technique.

1° Incision verticale passant dans l'axe de la tumeur biliaire.

2° La vésicule étant mise à nu, la vider en partie de son contenu par une ponction.

3° Fixer les parois devenues flasques au péritoine pariétal ou à la peau par une série de points séro-séreux ; fermer complètement la séreuse.

4° On incise alors la vésicule, on l'explore et si l'on sent un calcul, on cherche à l'extraire avec des pinces ou avec une petite curette de Récamier ; au besoin on broiera le calcul petit à petit avec des pinces.

5° Quelques jours après, lorsqu'on est certain que le cholédoque est perméable, on peut (comme je l'ai fait dans une de mes observations) hâter la guérison de la fistule biliaire, en décollant la vésicule de la paroi, on abrase la muqueuse à la curette, on fait la suture par abrasion et par-dessus la suture cutanée.

La **cholécystotomie idéale** consiste à inciser la vésicule, à extraire le calcul et à suturer immédiatement l'incision qu'on vient de faire; il suffit d'employer la suture séro-séreuse à deux étages. Il faut être bien certain que le cholédoque est perméable pour suivre cette pratique.

Cholécystotomie idéale en deux temps de Senger (1890).

L'auteur conseille d'aller à la recherche de la vésicule et de la suturer à la paroi sans l'ouvrir.

Dans un second temps (48 heures après), lorsque des adhérences suffisantes se sont formées entre la vésicule et la paroi, on incise l'organe, on extrait les calculs et on fait immédiatement la suture de la vésicule ; si cette suture lâche, la chose n'a pas d'inconvénients, le péritoine étant protégé par les adhérences.

CHOLÉCYSTENTÉROSTOMIE (WINIWARTER)

(Consulter la thèse de Delagénière, 1890). Quand il existe un obstacle insurmontable du côté du cholédoque, il est indiqué, pour faire cesser la rétention biliaire, de rétablir le cours de la bile en anastomosant la vésicule avec l'intestin grêle.

Il est préférable d'aboucher la vésicule dans le duodénum, comme le conseille M. Terrier. Toutefois, lorsque la chose est difficile, on choisira une anse quelconque de l'intestin grêle.

PROCÉDÉ DE TERRIER

1° L'auteur suture ensemble la vésicule et l'intestin par une double rangée de points de Gussenbauer, laissant entre eux un couloir de quelques millimètres de large et de deux à trois centimètres de long où portera l'incision.

2° L'extrémité postérieure de ce couloir est oblitéré par une suture en bourse.

3° A l'extrémité antérieure de ce même couloir on place un fil semblable sans le nouer.

4° Avec un couteau à cataracte on fait rapidement une ponction dans la vésicule et dans l'intestin, au niveau du couloir en question. On noue rapidement le dernier fil et l'opération est terminée.

Objection.

L'absence de suture muco-muqueuse expose à l'oblitération de l'orifice; la meilleure preuve c'est que cette oblitération s'est produite dans la première observation de M. Terrier.

SUTURE A DEUX ÉTAGES

1° La vésicule ayant été préalablement vidée par ponction, une série de points séro-séreux est placée sur l'intestin et la face inférieure de la vésicule, perpendiculairement à l'axe du réservoir biliaire, parallèlement à celui de l'intestin et sur une longueur de deux à trois centimètres.

2° On incise alors la vésicule et l'intestin parallèlement à la ligne de suture, sur une longueur d'un centimètre et demi à deux centimètres.

3° On suture ensuite les muqueuses des lèvres postérieures.

4° Suture des lèvres antérieures.

5° Enfin on fait plus en avant une dernière rangée séro-séreuse.

6° Ne pas oublier les points complémentaires aux deux extrémités des lignes de suture de peur que les matières ne fusent entre les sutures antérieures et postérieures.

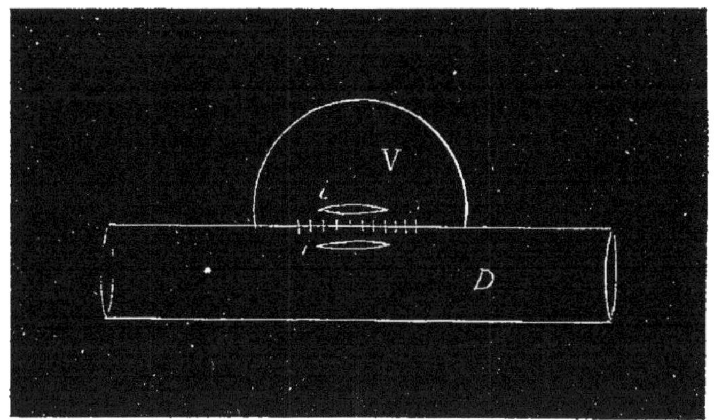

Fig. 66. — Cholécystentérostomie.

V, vésicule ; — D, duodénum ; — *i*, *i*, incisions sur les deux organes, on aperçoit la suture séro-séreuse des lèvres postérieures.

La technique est en somme analogue à celle de l'entéro-anastomose (fig. 66).

CHOLÉCYSTECTOMIE (OPÉRATION DE LANGENBUCH)

PROCÉDÉ DE TERRIER[1]

1er temps.

Incision verticale sur le bord externe du muscle droit.

2e temps.

Recherche de la vésicule et exploration des canaux biliaires.

3e temps. — Libération de la vésicule.

Décoller d'abord la face inférieure.

Se servir du doigt ou d'un instrument mousse, rarement du bistouri ; au besoin on peut abandonner un fragment des parois de la vésicule (gratter la muqueuse à la curette et cautériser à l'eau phéniquée forte) si la fusion avec l'intestin est par trop intime.

Décoller avec le doigt la face supérieure si les adhérences sont molles, couper, pincer, lier, si les tissus fibreux sont résistants.

4e temps. — Isolement et ligature du canal cystique.

Le foie étant relevé on isole à la sonde cannelée le

1. Voir thèse de Calot, 1891. *De la cholécystectomie.*

canal cystique et on le coupe entre deux ligatures à la soie[1].

5e temps. — Toilette du péritoine, formation d'une cavité indépendante de la cavité péritonéale. Drainage.

On isole le champ opératoire en formant une cavité indépendante ; il suffit pour cela de suturer le grand épiploon à la face profonde du péritoine pariétal de la lèvre gauche de l'incision; on suture à la lèvre droite les débris des adhérences, le ligament cystico-colique et l'hépato-rénal.

Cette cavité est en somme limitée en haut par le foie, en bas à gauche par le côlon transverse et le grand épiploon à droite par les débris d'adhérences.

En arrière l'hiatus de Winslow est le plus souvent oblitéré par des adhérences. On drainera cette cavité avec de la gaze iodoformée ou mieux avec un gros drain.

INDICATIONS DES OPÉRATIONS SUR LES VOIES BILIAIRES

La *cholécystotomie* est indiquée dans les cas d'hydropisie de la vésicule biliaire, lorsqu'il y a cholécystite suppurée, hydropisie, ou des calculs dans cet organe. Lorsque la muqueuse de la vésicule est en-

1. Pour éviter les fistules je conseille de gratter à la curette la muqueuse du canal cystique et de jeter ensuite une ligature modérément serrée.

flammée, il est indiqué de fixer l'organe à la peau et d'y faire des injections antiseptiques.

Quand on est certain que le cholédoque est perméable, et que la vésicule est saine, il est avantageux d'évacuer la vésicule et de la refermer immédiatement par des sutures. Si le cholédoque est obstrué, on peut essayer le cathétérisme [1] du canal cystique et du cholédoque, mais on saura que cette manœuvre est dangereuse (fausses routes) et souvent impossible (Hartmann). On peut encore fixer la vésicule à la paroi, et au bout de quelques jours, la fermer (s'il y a lieu) par le procédé de l'abrasion.

La *cholécystectomie* est indiquée d'après Calot dans les cas suivants :

1° *Perforations traumatiques ou spontanées de la vésicule ;*

2° *Tumeurs organiques;*

3° *Tumeurs liquides (hydropisie, empyème);*

4° *Coliques hépatiques rebelles ;*

5° *Fistules biliaires persistantes.*

A mon avis, il faut distinguer la cholécystectomie de nécessité et celle de choix.

La première est indiquée dans les tumeurs de la vésicule et dans les perforations trop larges ou inaccessibles de la vésicule (il est préférable pour les plaies

1. Voir Terrier, Académie de médecine, 1891, et Terrier et Dally, *Revue de chir.*, 1891.

petites et accessibles de faire la suture séro-séreuse à deux étages).

Les autres indications ne sont point formelles, on fera la cholécystectomie si elle est facile, mais en cas contraire on se contentera de la cholécystotomie pour les tumeurs liquides, du traitement médical pour les coliques rebelles, de la suture séro-séreuse ou par abrasion pour les fistules persistantes. Elle est formellement contre-indiquée quand il existe une imperforation du cholédoque.

La *cholécystentérostomie* trouve son indication dans l'oblitération complète du cholédoque (calcul biliaire, cancer du pancréas ou du duodénum). On a préconisé la mobilisation du calcul, son broiement à travers les parois du canal. On a même fait la cholédotomie ou incision du cholédoque (11 opérations, 10 guérisons). Cette opération me paraît inutile et dangereuse ; outre que ce conduit est ordinairement situé très profondément et à peu près inaccessible, il est encore impossible de fermer l'incision par un double étage de sutures, faute d'étoffe ; or on sait combien est aléatoire une suture sur un seul plan.

Enfin nous savons qu'on rétablit plus simplement et plus facilement le cours de la bile par la cholécystentérostomie ; donc toutes les fois que le cholédoque est complètement oblitéré, on préférera cette dernière opération.

V. — OPÉRATIONS SUR L'ESTOMAC

1° RÉSECTION DE L'ESTOMAC[1]

La résection de l'estomac est une opération difficile et grave, même quand l'organe ne présente pas d'adhérences anormales.

Quand ces adhérences existent, l'opération cesse d'être réglée et n'est plus susceptible d'être décrite ; elle donne en outre une mortalité effrayante ; je la considère donc comme contre-indiquée quand il y a des adhérences anormales et étendues.

Je décrirai seulement la technique dans les cas simples[2].

Précautions préliminaires.

Pendant les jours qui précèdent l'opération, on

1. Consulter Guinard, *Traitement chirurgical du cancer de l'estomac*. Paris, Asselin, 1892, et Jonnesco, *Technique et résultats éloignés des gastrectomies pour cancer* (*Gazette des Hôpitaux*, 1891).

2. J'ai exécuté cette opération une dizaine de fois sur le chien.

fera plusieurs lavages de l'estomac à l'eau de Vichy et à l'eau boriquée.

La veille de l'opération, le malade ne prendra rien par la bouche, on l'alimentera par des lavements nutritifs.

1er temps.

Lavage de l'estomac à l'eau de Vichy, puis à l'eau boriquée.

2e temps. — Incision cutanée.

On fera sur la ligne médiane une incision de 15 centimètres qu'on pourra agrandir ensuite.

3e temps.

Exploration de l'estomac, qui permet de décider l'étendue de la résection.

4e temps. — Section des épiploons.

On coupe entre deux pinces l'épiploon gastro-hépatique et le grand épiploon dans toute l'étendue correspondant à la résection.

5e temps. — Section stomacale et duodénale.

Avec de longues pinces souples à crémaillère on oblitère l'estomac et le duodénum. Les sections doivent être faites entre deux pinces pour éviter l'effusion des liquides digestifs.

6e temps. — Oblitération du duodénum.

Après avoir lié en masse les portions de muqueuse qui saignent abondamment, on invagine le duodénum dans lui-même et on l'oblitère par deux étages de sutures séro-séreuses.

7e temps. — Oblitération de l'estomac.

La muqueuse stomacale saigne si abondamment que le patient mourrait en quelques minutes si l'on ne faisait pas l'hémostase de cette membrane.

Le procédé le plus simple consiste à faire une série de ligatures en chaîne, à la fois sur les deux muqueuses des deux lèvres stomacales.

On surajoute deux étages séro-séreux pour oblitérer complètement la plaie stomacale.

La plupart des auteurs conseillent de ne pas fermer complètement la plaie stomacale et de suturer le duodénum à la partie inférieure de cette plaie.

Ce procédé me paraît défectueux.

En effet :

Il est difficile d'obtenir un adossement correct à la partie supérieure de la suture gastro-duodénale;

En outre, si l'on fait une suture à deux étages, l'orifice duodénal se trouve considérablement rétréci. Je préfère établir une anastomose entre la première anse grêle et l'estomac (Billroth).

8e temps.

Établissement d'une anastomose entre la première anse grêle et l'estomac, dont on trouvera la technique au chapitre suivant.

Précautions consécutives.

Pendant 48 heures l'opéré ne prendra ni liquides ni aliments par la bouche; on le soutiendra exclusivement par les lavements nutritifs (trois ou quatre par jour).

A partir du troisième jour on donnera un peu de liquide par la bouche. (Voir plus haut, *Régime alimentaire*, p. 26 et suiv.)

A partir du quinzième jour on commencera l'alimentation solide.

Indications,

La résection de l'estomac n'est indiquée que dans les cas de cancer au début. Dans les cas anciens avec rétrécissement du pylore, la gastro-entérostomie est préférable.

Cette dernière opération est encore la meilleure à opposer au rétrécissement cicatriciel du pylore.

2° GASTRO-ENTÉROSTOMIE (OPÉRATION DE WÖLFLER)

La gastro-entérostomie consiste à anastomoser l'estomac avec l'intestin.

La technique est analogue à celle de l'entéro-anastomose pour ce qui est des sutures; j'indiquerai seulement les temps principaux et je donnerai quelques renseignements complémentaires.

1er temps.

Incision médiane de 10 à 15 centimètres.

2e temps. — Recherche de la première anse grêle.

Soulever le grand épiploon, relever le côlon transverse et chercher au côté gauche de la colonne le commencement de l'intestin grêle, amener la première anse grêle au contact de l'estomac.

Wölfler conseille d'attirer cette anse au contact de la paroi stomacale antérieure en passant au-devant du côlon transverse; je trouve cette pratique préférable à celle de Hacker qui perfore le mésocôlon transverse et anastomose l'anse grêle sur la face postérieure de l'estomac. Cette dernière technique est compliquée ; il faut en effet traverser le mésocôlon transverse et faire une brèche au grand épiploon pour avoir accès dans l'arrière-cavité ; en outre, il est à craindre que la brèche faite au mésocôlon ne se rétrécisse en cicatrisant et ne comprime l'intestin.

3e temps.

Faire un étage de sutures séro-séreuses sur une longueur de 7 à 8 centimètres réunissant l'estomac et l'anse grêle.

4e temps.

Deuxième étage de sutures séro-séreuses au-devant du premier.

5e temps. — Incision stomacale et intestinale.

Cette incision doit être plus longue que celle de l'entéro-anastomose, à cause de la mobilité et de l'épaisseur de la muqueuse stomacale qui a tendance à prolaber par l'orifice et à l'oblitérer.

Je conseille de lui donner 7 à 8 centimètres. On fera cette incision au thermocautère.

6e temps. — Suture et hémostase de la muqueuse des lèvres postérieures.

On fera l'hémostase provisoire de la muqueuse stomacale avec des pinces en T à crémaillère.

L'hémostase définitive et la suture se feront par

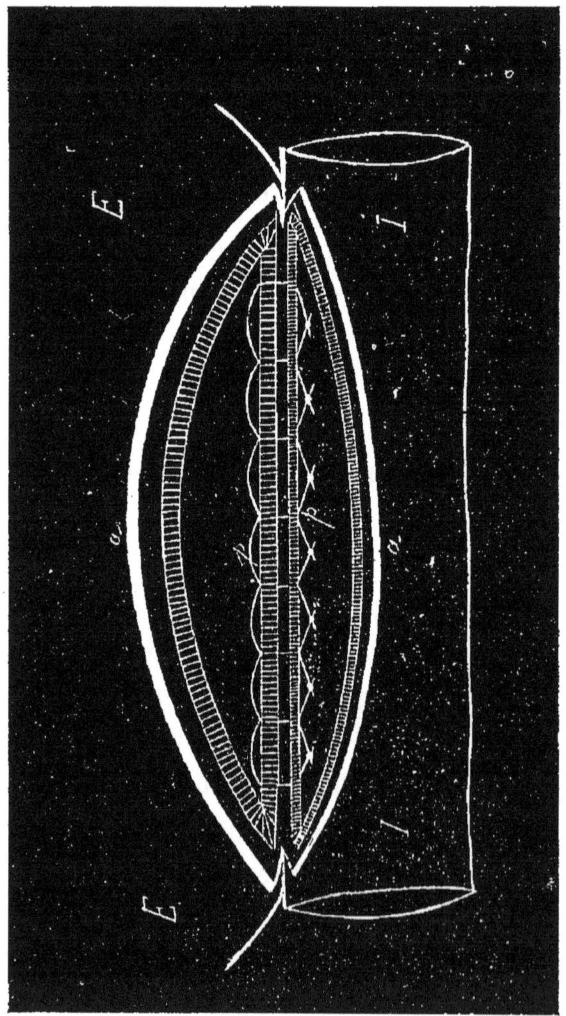

Fig. 67. — Suture de la muqueuse des lèvres postérieures.

E, estomac ; — I, intestin ; — *aa*, lèvres antérieures ; — *pp*, lèvres postérieures.

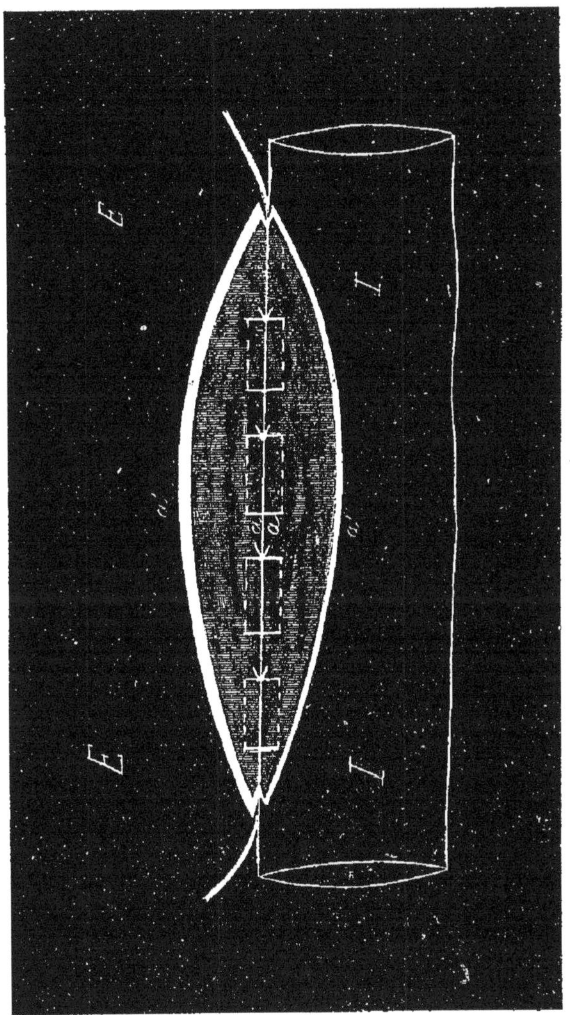

Fig. 68. — Suture de la muqueuse des lèvres antérieures.

E, estomac ; I, intestin ; *aa*, muqueuse des lèvres antérieures ; *a'a'*, musculeuse des lèvres antérieures.

une série de ligatures en chaîne réunissant ensemble la muqueuse stomacale et intestinale des lèvres postérieures, comme s'il s'agissait d'un large pédicule vasculaire. On emploiera des aiguilles très fines afin de n'avoir pas trop d'hémorrhagie par les piqûres (fig. 67).

Ce mode de suture diminue considérablement l'étendue de l'incision des muqueuses, aussi est-on obligé de faire, à droite et à gauche, des débridements secondaires (qu'on suturera de la même façon) afin d'avoir un orifice muqueux identique comme dimensions à l'incision de la musculeuse.

7e temps. — Suture et hémostase de la muqueuse des lèvres antérieures.

On fait également une série de ligatures en masse fixant les deux muqueuses dos à dos. En raison de la situation de ces lèvres on fera les sutures de la façon suivante : avec l'aiguille courbe (fig. 1) on traverse la muqueuse de la lèvre supérieure d'avant en arrière, puis on fait ressortir la pointe de l'aiguille d'arrière en avant, à un centimètre et demi plus loin, parallèlement à l'incision. On retire l'aiguille entraînant le fil, on répète la même manœuvre sur la lèvre inférieure et on ramène avec l'aiguille le chef gauche du premier fil ; on n'a plus qu'à nouer (fig. 68).

8e temps.

Double plan séro-séreux sur les lèvres antérieures.

9e temps.

Placement des fils de sûreté aux extrémités de l'incision.

10e temps. — Moyens d'empêcher la bile de passer dans l'estomac.

Le passage de la bile dans l'estomac arrête la digestion gastrique, il est donc important d'éviter cet inconvénient. On a employé plusieurs procédés, tels que formation de valvules empêchant le reflux dans l'estomac, ces moyens sont illusoires.

Wölfler (Congrès de Berlin, 1890) recommande la pratique de Rockwitz, qui consiste à croiser les deux jambes de l'anse fixée à l'estomac, afin que les mouvements péristaltiques de l'estomac se continuent dans le même sens sur l'intestin ; de plus la bile ayant à parcourir un chemin tout à fait vertical a moins de tendance à s'engager dans l'estomac.

Il prend d'ailleurs la précaution de fixer l'intestin à l'estomac à une certaine distance de l'anastomose. De cette façon le trajet est moins direct de l'intestin à l'estomac.

Wölfler conseille encore un autre moyen qui con-

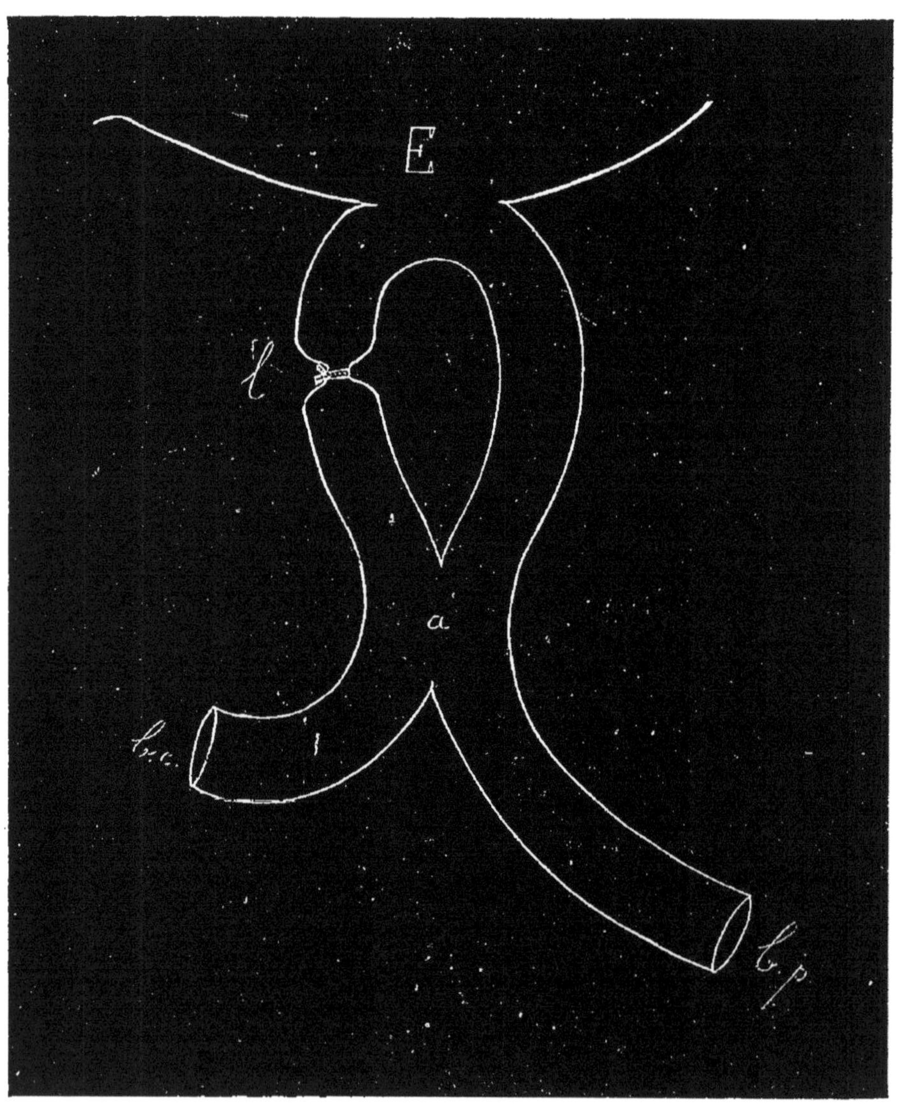

Fig. 69. — Procédé pour empêcher le passage de la bile dans l'estomac.

E, estomac anastomosé à l'intestin ; — *a*, anastomose entre les deux jambages de l'anse grêle ; — *l*, ligature sur le bout central *b*, *c*, = *b*, *p*, bout périphérique.

siste à sectionner complètement l'intestin grêle, et à anastomoser le bout périphérique à l'estomac. (Cette pratique a l'inconvénient de rétrécir considérablement l'orifice intestinal.) Le bout central est oblitéré par sutures séro-séreuses et on l'anastomose avec le bout périphérique, un peu au-dessous de l'estomac ; de cette façon le passage de la bile dans l'estomac est impossible.

Je conseille d'établir d'abord la gastro-êntérostomie sans entre-croiser les jambages de l'anse grêle. Ceci fait, entre la portion d'anse qui monte vers l'estomac et celle qui en descend, j'établis une entéro-anastomose avec un orifice de deux centimètres environ. Je place ensuite une ligature peu serrée sur l'anse ascendante entre les deux anastomoses afin de la rétrécir sans couper les tissus ; de cette façon la bile ne peut remonter vers l'estomac et s'écoule fatalement dans l'intestin (fig. 69).

3° OPÉRATION D'HEINEKE-MIKULICZ

Ces auteurs ont imaginé, pour traiter le rétrécissement cicatriciel du pylore, un procédé qui consiste à inciser longitudinalement le rétrécissement. En écar-

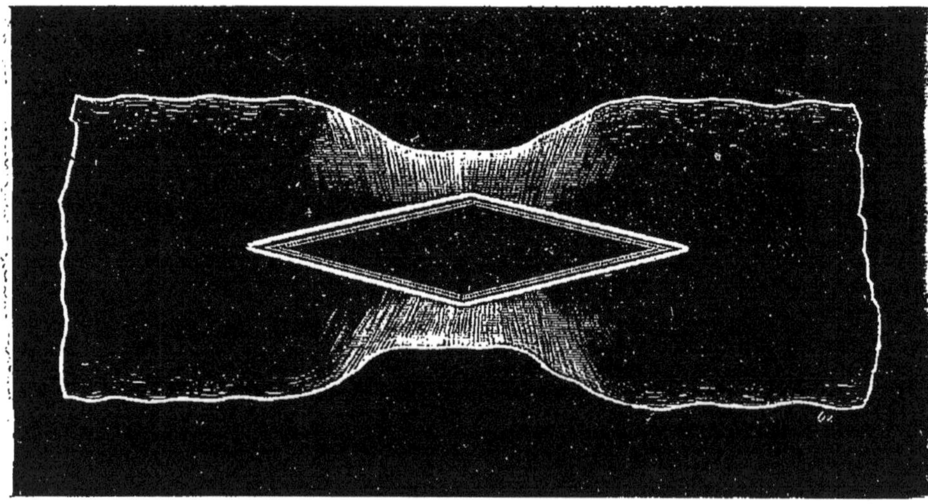

Fig. 70. — Opération d'Heineke-Mikulicz pour rétrécissement du pylore. On fend longitudinalement le rétrécissement ; on donne à la fente une forme losangique et on suture ensemble les bords contigus du losange.

tant les bords de la fente, on lui donne facilement l'aspect d'un losange. Il reste à suturer l'un à l'autre les bords contigus de ce losange, comme je l'ai décrit pour l'entérorraphie avec fente (fig. 71).

Cette méthode a été employée avec succès par Péan

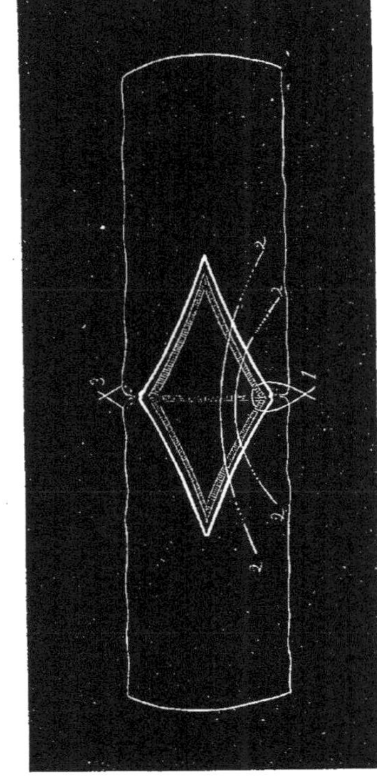

Fig. 71. — Suture de la fente.

1, suture muco-muqueuse ; — 2, 2, 3, sutures séro-séreuses.

pour un rétrécissement de l'intestin grêle (Académie de médecine, 1890) et pour les rétrécissements du rectum.

Ce procédé est précieux pour le rectum où il est difficile de faire mieux; mais pour les rétrécissements du pylore ou de l'intestin, je trouve préférable la gastro-entérostomie ou l'entéro-anastomose, qui s'exécutent avec plus de facilité sur des tissus plus souples.

Au pylore, il est difficile, en raison de la fixité des organes, de donner une étendue suffisante à l'orifice de communication.

4° GASTROSTOMIE

PROCÉDÉ DE TERRIER[1]

Les points caractéristiques de ce procédé sont :

1° De fixer l'estomac au péritoine par des sutures séro-séreuses ;

2° De faire à l'estomac un orifice aussi petit que possible ;

3° De suturer la muqueuse à la peau pour border la fistule.

1er temps. — Incision cutanée.

A 2 centimètres du rebord costal gauche, faire une incision de 6 à 8 centimètres parallèle à ce bord, limitée en haut par la matité hépatique.

2e temps. — Recherche de l'estomac.

Avec le doigt, reconnaître le bord du foie, suivre sa face inférieure, reconnaître l'épiploon gastro-hépatique, et saisir, avec une pince, l'estomac qui se trouve au-dessous.

1. Terrier et Delagenière, *Revue de chirurgie*, 1890, p. 198; Hartmann, *Société anatomique*, 1891, p. 117.

3e temps. — Fixation de l'estomac à la paroi.

On fixe l'estomac à la paroi (y compris le péritoine

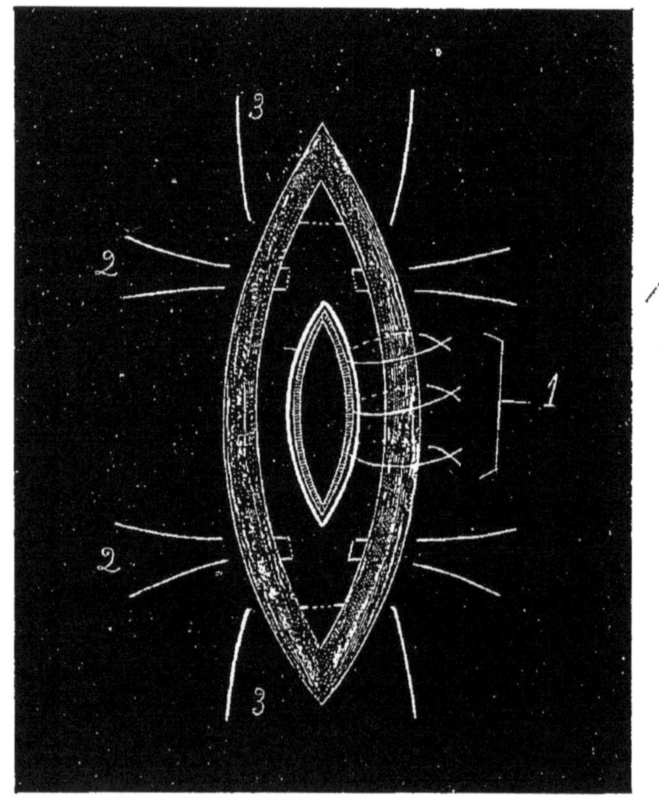

Fig. 72. — Établissement de la gastrostomie.

1, suture de la muqueuse à la peau; — 2, 2, fils latéraux; — 3, 3, fils terminaux.

pariétal) par six points de suture; deux de chaque côté sont passés dans l'estomac, parallèlement aux bords de la plaie (*fils latéraux*). Les deux derniers, perpendiculaires à l'incision cutanée, ferment en haut et en bas le péritoine (*fils terminaux*). (V. fig. 72.)

L'estomac se trouve exposé, sur une surface mesurant environ 3 à 4 centimètres de longueur sur 2 centimètres de largeur. Cette surface doit être d'autant plus étendue que la paroi abdominale est plus épaisse.

On achève de suturer la paroi abdominale au-dessus et au-dessous du point fixé.

4e temps. — Incision de l'estomac.

Cette incision doit être très petite, elle mesure un centimètre ou un centimètre et demi au plus.

5e temps. — Suture de la muqueuse à la peau.

La muqueuse est suturée à la peau de manière à border l'orifice. M. Terrier emploie pour cette suture des fils perforants; je crois préférable de ne saisir dans les sutures que la tunique musculeuse, afin d'éviter l'infection de la paroi.

Soins consécutifs.

Aussitôt après l'opération, on donnera une alimentation liquide au malade ; peu et souvent.

On se gardera de fermer l'orifice stomacal avec des sondes ou des obturateurs quelconques.

Hartmann a fait une remarque importante, en signalant que l'obturation est réalisée plus parfaitement par la muqueuse toute seule que par tout autre procédé.

Pour remédier à la digestion de la paroi, par le suc gastrique, on peut, à l'exemple de Debove et Terrillon, administrer au malade du bicarbonate de soude et de la craie préparée, et saupoudrer, avec les mêmes substances, la paroi ulcérée. Terrier conseille l'emploi de sachets de carbonate de magnésie.

Autres procédés.

Le procédé primitif de Verneuil reste dans des grandes lignes; toutefois on renonce, avec raison, aux sutures perforantes qui exposaient à l'infection.

Girard (*Correspondenzblatt f. schw. Aertze*, n° 11, 1888) incise verticalement au milieu du muscle droit et ouvre le péritoine; de chaque côté, il dissèque dans le muscle droit un pont charnu, large de 12 à 15 millimètres, et long de 10 centimètres.

Il entre-croise ces deux faisceaux musculaires et, dans leur intervalle, il attire l'estomac et le suture à la peau. De cette façon la fistule gastrique est munie d'un sphincter.

Von Hacker (*Wiener Klin. Wochenschrift*) fait une incision en plein muscle droit, et ne fait pas l'entre-croisement musculaire de Girard.

Hahn (*Centralblatt f. Chirurgie*, 1890, n° 11) fait d'abord une incision dans l'extrémité antérieure du huitième espace intercostal ; il va ensuite à la recherche de l'estomac par une incision médiane ; une pince, introduite par le huitième espace, saisit l'estomac et l'attire au dehors; on le suture alors à la peau.

Ces procédés ont, d'après leurs auteurs, l'avantage d'éviter l'écoulement des matières au dehors; ces prétentions, plus ou moins justifiées, n'empêchent pas que la technique n'en soit plus compliquée que celle du procédé de Terrier, que nous persistons à préférer.

TABLE DES MATIÈRES

I. — Généralités sur les sutures intestinales.

II. — Opérations sur l'intestin.

FIN DE LA TABLE DES MATIÈRES

TABLE

DES NOMS D'AUTEURS CITÉS DANS L'OUVRAGE

FIN DE LA TABLE DES NOMS D'AUTEURS.

744-91. — CORBEIL. Imprimerie ÉD. CRÉTÉ.

www.ingramcontent.com/pod-product-compliance
Ingram Content Group UK Ltd.
Pitfield, Milton Keynes, MK11 3LW, UK
UKHW020559180726
13838UKWH00001B/333